I0805094

COMBATE EL SÍNDROME DEL IMPOSTOR

DRA. JILL STODDARD

COMBATE EL SÍNDROME DEL IMPOSTOR

Identifica y destruye lo que te hace sentir un fraude

DIANA

Título original: *IMPOSTER NO MORE: Overcome Self-Doubt and Imposterism to Cultivate a Successful Career*

Copyright © 2023 por Jill Stoddard, PhD
Esta edición se publica por acuerdo con Grand Central Publishing, una división de Hachette Book Group, Inc., EE. UU. Todos los derechos reservados.

Traducción: Ixchel Martínez
Formación: Alejandra Ruiz Esparza
Diseño de portada: Planeta Arte & Diseño / I. Jacqueline Cruz Méndez
Ilustración de portada: © Getty Images

Derechos reservados

© 2025, Editorial Planeta Mexicana, S.A. de C.V.
Bajo el sello editorial DIANA M.R.
Avenida Presidente Masarik núm. 111,
Piso 2, Polanco V Sección, Miguel Hidalgo
C.P. 11560, Ciudad de México
www.planetadelibros.com.mx

Primera edición en formato epub: abril de 2025
ISBN: 978-607-39-2766-6

Primera edición impresa en México: abril de 2025
ISBN: 978-607-39-2738-3

Si bien muchas de las historias de los pacientes se incluyen aquí con su permiso, la identidad de algunas de las personas mencionadas en este libro, así como ciertos detalles sobre ellas, han sido modificados o presentados en forma compuesta para proteger su privacidad.

No se permite la reproducción total o parcial de este libro ni su incorporación a un sistema informático, ni su transmisión en cualquier forma o por cualquier medio, sea este electrónico, mecánico, por fotocopia, por grabación u otros métodos, sin el permiso previo y por escrito de los titulares del *copyright*.

Queda expresamente prohibida la utilización o reproducción de este libro o de cualquiera de sus partes con el propósito de entrenar o alimentar sistemas o tecnologías de Inteligencia Artificial (IA).

La infracción de los derechos mencionados puede ser constitutiva de delito contra la propiedad intelectual (Arts. 229 y siguientes de la Ley Federal del Derecho de Autor y Arts. 424 y siguientes del Código Penal Federal).

Si necesita fotocopiar o escanear algún fragmento de esta obra diríjase al CeMPro (Centro Mexicano de Protección y Fomento de los Derechos de Autor, http://www.cempro.org.mx).

Impreso en los talleres de Corporación en Servicios
Integrales de Asesoría Profesional, S.A. de C.V.
Calle E #6, Parque Industrial Puebla 2000, C.P. 72225, Puebla, Pue.
Impreso en México - *Printed in Mexico*

Dedicado a Leann:
un ser humano extraordinario y
la mejor porrista del mundo.
Te extraño cada día.

ÍNDICE

AGRADECIMIENTOS 13

PARTE I. COMPRENDER

1. Tal vez seas un farsante 19
   El fenómeno del impostor 23
   Impostores por diseño 31

2. Qué tipo de impostor eres 38
   Los subtipos de impostor 43
   Aspectos en común 51

3. No existe una cura (pero sí una alternativa) 54
   Complejo del impostor y éxito 57
   El ciclo del complejo del impostor 59
   Las reglas se crearon para romperse 69

PARTE II. EVOLUCIONAR

4. Desactivar el piloto automático.
   El don de la presencia 77
   Su atención, por favor 78
   Dolor × Presencia = Libertad 86

5. Mantén presentes tus motivos.
Tener claro el propósito de todo 91
Los valores son tus motivos 93
Decide o pierde 108

6. Sostener los resultados con suavidad 118
Redefinición del éxito 120
Puntos de posibilidad 128
Momento 133

7. El duro crítico interno 135
Enfrentar al crítico interno 136

8. Decidir cuándo escuchar (y cómo no hacerlo) 147
Forjar una nueva relación con los pensamientos de impostor 151
Reconocer la trampa del vacío 159
Llenar el vacío 161

9. Miedo, inseguridad, vergüenza y la seductora zona de confort 168
Incendio o pan quemado 170
Evitación experiencial 172
Shelley la perfeccionista 183
La evitación no siempre es «mala» 187

10. Los cinco tipos de evitación 190
El ejecutor 192
El invisible 192
El impulsivo-compulsivo 194
El dependiente 195
El pensador 196

11. Sentirse cómodo con la incomodidad 200
El antídoto para las dificultades 201
Incomodidad voluntaria 204
¿Qué estás dispuesto a sentir? 224

PARTE III. VIVIR A LO GRANDE (NO A MEDIAS)

12. Unidos es posible. Conectar con la comunidad y cambiar el mundo 229
Cómo crear comunidad 234
Si no puedes verlo, ¿aún puedes serlo? 241
La influencia es tu superpoder 246

13. Autocompasión 253
Autocrítica 255
Autocompasión 256
Dale cabida a la compasión 263

14. No te detengas 268
Un recorrido final por la flexibilidad psicológica 270
Por qué este trabajo es diferente 277
Permíteme allanar el camino 278

NOTAS 283

AGRADECIMIENTOS

Quisiera comenzar dándoles las gracias a todos los maestros, mentores y colegas que contribuyeron con mi aprendizaje y crecimiento en terapia de aceptación y compromiso (ACT, por sus siglas en inglés), así como en flexibilidad psicológica. Sin ustedes, mi vida habría sido muy diferente; no solo mi carrera, sino la manera como elijo vivir. Son demasiadas personas para nombrarlas, pero cada una es miembro de la Association for Contextual Behavioral Science (ACBS) (Asociación de Ciencia Conductual Contextual), así que agradezco a todo su equipo, miembros y personal por igual. La ACBS ha sido el mejor hogar profesional que jamás haya imaginado y estoy profundamente agradecida por el aprendizaje y apoyo que continúo recibiendo de esta increíble comunidad. Un panel sobre el «síndrome» del impostor del que fui presidenta en la Conferencia Mundial de la ACBS fue la chispa que encendió el camino hacia este libro.

Mi misión profesional es compartir las habilidades de flexibilidad psicológica que me han permitido tener esta vida increíble a fin de que otras personas puedan hacer lo mismo, así que expreso mi gratitud a aquellos que me han brindado la vía para cumplirla. La primera editorial que me publicó, New Harbinger, y la directora editorial, Catharine Meyers, le dieron una oportunidad a esta desconocida autora y me permitieron publicar mis dos primeros libros sobre ACT. Mi sueño era crecer como autora, una que pudiera conseguir un agente literario y publicar con una de las editoriales más importantes. Si no fuera por esos dos primeros libros, esto nunca habría sucedido.

Gracias a mi agente, Jill Marsal, por ver potencial en mí y en mis libros, aun cuando yo no contaba con la mejor plataforma, así como por hacer que mi sueño de tener un agente y publicar con una gran editorial se volviera realidad. Todavía no puedo creerlo.

Toda mi gratitud a mi editora, Nana K. Twumasi; me encantó trabajar contigo, ya que sabes combinar a la perfección el arte de mejorar un libro manteniendo el respeto por la voz del autor. Me encantaron tus preguntas, reflexiones y consejos sobre seguir mi instinto; no tienes idea de lo mucho que eso me ayudó durante el proceso de escritura y edición. También deberías ganarte un premio por ser la editora más responsable en el planeta porque, incluso cuando no te necesitaba, me sentía segura al saber que, si te requería, estarías ahí enseguida. Gracias también al resto del equipo de Balance, Granad Central y Hachette; de verdad se necesita una aldea para llevar las ideas y palabras de un autor a las manos de lectores reales.

Escribir es una actividad solitaria en la que te enredas tanto que tus palabras terminan sonando a disparate. Les debo mucho a mis socios y equipo de expertos en escritura: Yael, Debbie, Tamara y Emily, gracias por sus atentas correcciones, su aliento interminable y sus consejos profesionales, siempre valiosos.

Yael y Debbie: ustedes no son solo compañeros de redacción, sino copresentadores de pódcast y amigos queridos. En ocasiones, sigo sin poder creer que hemos estado juntos ¡solo dos veces en la vida! Estaré eternamente agradecida por la oportunidad de unirme a *Psychologists Off the Clock* (Psicólogos fuera del horario de trabajo), pues ha sido una experiencia que ha cambiado mi vida de muchas formas, además de que el trabajo me parece energizante, gratificante y profundamente significativo. Asimismo, valoro la naturaleza colaborativa y solidaria de nuestras relaciones; este libro no sería lo que es sin ustedes.

Michael Herold, gracias por invitarme a tu pódcast *Art of Charm* (El arte del encanto) para hablar sobre el síndrome del impostor. Sin duda me sentí como una impostora, pero esa experiencia me llevó a escribir este libro. Gracias por tu aportación a él y por ser una luz brillante en este mundo que con frecuencia es oscuro.

Katy Rothfelder, gracias por ayudar a esta autora (que ya no es académica) a tener acceso a los artículos de investigación que necesitaba y por tu apoyo durante las primeras etapas de la investigación que realicé para el libro.

Papá, fuiste mi primer modelo a seguir para elegir vivir con valentía y a lo grande, nunca a medias. Gracias por estar siempre presente, así como por tus consejos, apoyo, interés y motivación. Aunque seas un hombre blanco heterosexual privilegiado, estoy segura de que también te convertí en un feminista. Te quiero.

A mi amor, Billy: trabajar contigo desde casa en los últimos dos años ha sido un gran regalo. Sé que no siempre me gustaron tus apariciones repentinas mientras escribía, pero sí agradecí tu paciencia cuando me irritaba por estar concentrada. Admiro tu tolerancia, sentido del humor, consideración e inteligencia. Gracias por tu entusiasmo cada vez que compartía un hito de escritura contigo. Te amo, HB.

Scarlett y Liam (lo siento, quise decir William): gracias por amar a su mamá incluso cuando le fallaron sus habilidades de flexibilidad psicológica. Prometo que me seguiré esforzando más cada día.

Mi gratitud para todos los que aportaron sus historias, incluidos mis pacientes, quienes me proporcionaron ideas creativas para metáforas y ejercicios, lo que me permitió agregar sus experiencias y sabiduría personales, y darle así vida a este libro. Ha sido un verdadero honor.

Finalmente, doy gracias a mi querida amiga Leann Harris, cuya luz se extinguió demasiado pronto. Tuve la fortuna de ser una de sus primeras clientas en la asesoría de creación de libros durante su proceso de certificación con Author Accelerator, por lo que hablábamos, nos enviábamos textos y teníamos videoconferencias por Zoom con frecuencia. Ella fue mi mejor porrista, ya que me hizo creer que tenía que escribir este libro incluso cuando mi propia voz de impostora se escuchaba más fuerte. Estoy segura de que, si no fuera por Leann (y por el libro *Blueprint for a Book* [Anteproyecto para un libro] de Jennie Nash y la propuesta muestra de Jess Lahey, ambos proporcionados por Leann a través de Author Accelerator), mis sueños de tener un agente y publicar con una reconocida editorial no se hubieran realizado. También estoy convencida de que Leann movió algunos hilos desde el más allá.

PARTE I

COMPRENDER

1
TAL VEZ SEAS UN FARSANTE

> La estima exagerada que se le tiene a mi obra me hace sentir muy incómodo. Me siento obligado a considerarme un estafador involuntario.
>
> ALBERT EINSTEIN

¿Conoces esa sensación que se produce cuando estás *seguro* de que en cualquier momento tus colegas van a descubrir que en *realidad* no sabes lo que estás haciendo y no tienes idea de cómo llegaste a este nivel en tu carrera? Te dices que simplemente tuviste suerte o que la persona que te contrató debió de haber cometido un error. Sí, yo también. Estoy segura de que la única razón por la que entré a una universidad de alta demanda fue porque mi papá conocía al director de carrera.

Comencé cuando un mentor de la maestría en Psicología me sugirió que solicitara entrar a un programa de doctorado en la Boston University (BU) para trabajar con David Barlow, un experto en ansiedad, reconocido a nivel mundial. Aún no sabía nada del doctor Barlow, pero cuando investigué sobre él y vi que la BU solo admitía entre el 1 y el 2% de los solicitantes, mi certeza de que no me aceptarían fue del 100%. Ni siquiera sé por qué ingresé la solicitud.

En ese entonces, vivía en San Diego, pero Boston era mi hogar, donde crecí en un suburbio a 32 km al oeste de la ciudad (Natik: el hogar del renombrado mariscal de campo Doug Flutie y una fábrica de Twinkies que aparece en un capítulo de la serie animada *Padre de familia*). No le conté a mis padres que había solicitado entrar a la BU porque no quería que me presionaran para regresar a casa. Además, ¿qué caso tenía si no me iban a aceptar de todas formas?

Al final, no pude guardar el secreto y le confesé todo a mi papá.

—¿Dave Barlow? —preguntó— ¿El psicólogo?

¿Qué? Mi papá era un hombre de negocios que no sabía nada ni conocía a nadie del ámbito de la salud mental, excepto, al parecer, a David Barlow. Eran miembros del mismo club de golf y habían jugado juntos unas cuantas veces.

La siguiente vez que mi papá se lo encontró, le comentó que había solicitado entrar al programa. Para no hacer el cuento largo, unos meses después, milagrosamente, me aceptaron.

Me fue bien en el programa y acumulé varios éxitos después de graduarme. Inicié y sigo dirigiendo una empresa millonaria, he publicado tres libros, copresento un popular pódcast con millones de descargas, he dado charlas TEDx y me he presentado en docenas de organizaciones, pero, todavía ahora, veinte años después, me sigue preocupando la idea de que mi papá es la única razón por la que una solicitante mediocre como yo pudo entrar a un programa estelar como ese. A decir verdad, incluso ahora me preocupa que cuando leas esto pienses: «Pues parece que eso es exactamente lo que pasó».

Si elegiste leer este libro, supongo que te identificas. Quizás tienes un puesto que no estás seguro de merecer o sueños profesionales que tu mente ha intentado usurpar: «¿Quién te crees que eres?», te pregunta; «Eres un novato», te reprende; «No tienes nada nuevo, importante o valioso que ofrecer. No eres nadie y nunca podrás lograrlo. Esta oportunidad se te presentó por casualidad o de forma incidental. Nunca serás tan bueno como los demás y en cualquier momento vas a quedar expuesto como el farsante que realmente eres». ¿Te suena familiar? Si es así, pertenecemos al mismo club, amigo mío. De hecho, en el fondo, la mayoría de las personas exitosas cuestiona su legitimidad profesional en muchas ocasiones.

Cuando decidí escribir este libro, trabajé con una asesora en redacción de libros, Leann (porque, como sabrás, no podría lograrlo sola, a pesar de haberlo hecho antes dos veces por mí misma), quien me pidió que escribiera una respuesta de una página a la pregunta «¿Por qué *debo* escribir este libro?». Después de leer mi respuesta, me preguntó: «¿Te consideras una psicóloga que escribe o una escritora que es también psicóloga?». ¡Caray, Leann! La verdad era la segunda opción, pero en el momento en que lo admití, me inundé de inseguridad y sentimientos de impostora. Me sentí avergonzada, y mi mente dijo de inmediato «No eres más que un chiste. No eres y nunca serás una escritora de *verdad*, sino una psicóloga *aspirante* a escritora». No importaba que ya hubiera sido publicada; es más, si intentaba sentirme mejor recordándolo, mi mente respondía: «Sí, pero esos libros fueron publicados por una editorial pequeña y ni siquiera tuviste un agente literario; además, tu adelanto fue minúsculo y no llegaron precisamente a la lista de *bestsellers*». ¡Vaya!

Leann planteó la pregunta porque ya sabía la respuesta. Al haber descubierto mi pasión por la escritura, especialmente como una vía para compartir ideas psicológicas basadas en evidencia que ayudaran a la gente a triunfar (los mismos conceptos que te compartiré en este libro), quería que escribir se convirtiera en un complemento de mi vida profesional; sin embargo, para que funcionara, tenía que ser buena en ello y *quería* desesperadamente serlo; era importante para mí. Así pues, que entre la impostora.

Si observas las circunstancias en las que la mayoría de las veces se te presenta el síndrome del impostor, descubrirás que esa misma circunstancia es lo que te interesa. La voz que te dice que no eres suficientemente bueno y que eres un farsante lo hace con el afán de protegerte del fracaso y la humillación. También es una gran flecha rojo neón que te señala lo que es importante, ya que, si no te importara, no te preocuparía ser señalado como incompetente.

No soy una atleta. Sin embargo, ¿conoces el dicho «Es como andar en bicicleta», que significa que una vez que aprendes a realizar algo, siempre podrás hacerlo? Bueno, cuando volví a andar en bicicleta después de una década de no subirme a una, choqué enseguida, pero nunca me preocupó quedar al descubierto como una ciclista incompetente. ¿Por qué? Porque simplemente no me preocupa mi habilidad para pedalear un vehículo de dos ruedas; sin embargo, sí me importa ser señalada como una mala madre que aún no les ha enseñado a sus hijos a andar en bicicleta porque me interesa mucho mi papel de madre. Observa ahora tu experiencia: ¿en qué circunstancias te preocupa y no te preocupa ser expuesto como incompetente?, ¿cómo se relaciona esto con lo que en verdad es importante para ti?

> Tal vez es posible tener estos pensamientos y sentimientos de impostor, y aun así lanzarte por tus sueños profesionales sin dejar que te controlen.

Sigo teniendo un intenso síndrome de la impostora; así que, si no estoy curada, ¿quién soy yo para escribir un libro dirigido a otros profesionales que se sienten igual?, ¿no es como tratar de enseñarte a ser alto cuando mido tan solo 1.60 m? Puede ser, pero también cuento con una serie de habilidades psicológicas para burlar con astucia a la impostora. Estas son las herramientas exactas que utilicé para desarrollar mi negocio, escribir y promover mis libros, dar la charla TEDx, copresentar mi pódcast y dar presentaciones frente a cientos de personas a pesar de sentirme llena de inseguridad y dudas sobre mí misma. Esto significa que, aunque la voz de mi impostora es fuerte e hipercrítica (la llamo Sheila, pero hablaremos de eso más adelante), casi nunca la dejo ganar. Como decía Sy Sperling y su Hair Club for Men, no soy solo la presidenta del Club de los impostores, sino una clienta también* (y de la generación de los 80).

EL FENÓMENO DEL IMPOSTOR

Justo antes de que iniciara la pandemia del COVID-19 en 2020, tuve el placer de participar en un retiro de escritura en Kripalu Center for Yoga and Health (Centro de Yoga y Salud Kripalu). El campus idílico se encontraba en un lago en Berkshire Hills, al oeste de Massachusetts, y aún había restos de nieve esparcidos por el suelo a pesar de que se acercaba la primavera. Los dormitorios estaban adornados con dos camas individuales y baños con mosaicos rosas al estilo de los años 50. Asistí con mi amiga de toda la vida, Julie, una arquitecta educada en Harvard que comenzó a escribir después de haber perdido a su madre.

* Hair Club for Men es una empresa de restauración del cabello estadounidense, cuyos comerciales televisivos incluían el eslogan «I'm not only the Hair Club president, but I'm also a client» (No soy solo el presidente de Hair Club, sino un cliente también). (*N. de la t.*).

El primer día del retiro, nos sentamos en sillas duras sin descansabrazos en la parte trasera del auditorio, pues no logramos obtener un cojín de meditación en la parte delantera por haber llegado tarde. Jugando el papel de escritora, sostuve mi pluma de gel sobre mi cuaderno. La renombrada Dani Shapiro se sentó con las piernas cruzadas en un sillón al centro del escenario. Su presencia y semblante denotaban tranquilidad y su voz tenía un tono reconfortante y sabio.

—¿Cuántos de ustedes son escritores? —preguntó hablando por sus audífonos estilo J. Lo.

Unas cuantas manos se alzaron, y ni la de Julie ni la mía se encontraban entre ellas.

—¿Cuántos de ustedes escriben?

Las doscientas manos apuntaron hacia las estrellas y me quedé boquiabierta. «¿Ustedes también?», pensé.

Durante algunas sesiones en grupos divididos, escuché a los otros «no escritores que escribían» leer sus escritos, los cuales eran respuestas sin pulir a sus impulsos de escribir. Eran *buenas*, pues la gente tenía talento y, sin embargo, no se veían o podían verse como escritores de verdad. Éramos un puñado de farsantes.

Si yo me siento una impostora como escritora, quizás tú te sientes como un farsante cuando piensas en pedir un ascenso o ir tras un cliente de alto perfil, compartir tus ideas en juntas, aprender una habilidad nueva, trabajar con colegas más experimentados, hacer una presentación en una conferencia, mostrar tu trabajo creativo, considerar un cambio de carrera o un empleo paralelo, o crear presencia en redes sociales. Son muchas las formas en que la inseguridad puede asomar su horrible cabeza y hacerte sentir como un impostor.

Pero no te preocupes, voy a compartir contigo la serie de herramientas psicológicas que mencioné antes para ayudarte a gestionar tus sentimientos de impostor de una manera totalmente nueva. Primero, veamos qué es el fenómeno del impostor, quién tiene más posibilidad de presentarlo y cómo se desarrolla.

Las doctoras Pauline Clance y Suzanne Imes fueron las primeras en identificar el fenómeno del impostor en 1978, el cual posteriormente fue conocido en la cultura pop como «síndrome del impostor». En su estudio original de mujeres exitosas, Clance y Imes describieron el fenómeno del impostor como una «experiencia interna de falsedad intelectual» que persistía a pesar de que existía evidencia en contra.[1] En otras palabras, las personas que sufren del fenómeno del impostor son inteligentes y exitosas, pero no creen en ellas mismas a pesar de sus logros. Cuestionan su legitimidad y su verdadera pertenencia a grupos selectos cuando forman parte de ellos, y creen que otros sobreestiman su competencia,[2] lo que les ocasiona miedo a «ser descubiertas» o señaladas como farsantes.

El fenómeno del impostor afectará al 70% de nosotros en algún punto de nuestra vida. En un inicio se pensó que lo sufrían solo mujeres altamente exitosas,[3] pero ahora se sabe que está mucho más extendido, quizás entre los grupos marginados en particular.[4] ¿Quiénes son el otro 30% que nunca lo ha experimentado? Bueno, mi papá es uno de ellos, pero lo conoceremos mejor en un minuto. Entre el resto de los «no impostores» se encuentran aquellos que presentan un sesgo cognitivo conocido como el efecto Dunning-Kruger,[5] que es un fallo en la autoconciencia que ocasiona que las personas con competencia limitada sobreestimen equivocadamente sus conocimientos, habilidades o capacidades en un área determinada. Debido a que estas personas son incompetentes, no tienen la capacidad de reconocer sus propias deficiencias y, en consecuencia, no cuestionan si son legítimos o si merecen pertenecer a un grupo. En otras palabras, no son los suficientemente inteligentes para saber que no lo son. Tal vez Charles Darwin lo explicó mejor cuando dijo que «La ignorancia genera confianza con más frecuencia que el conocimiento».

Mi papá no encaja en ese grupo de Dunning-Kruger, ya que es competente y (por lo general) consciente. Bud, o Budsy, como solemos llamarle mi hermano y yo, es un WHIMP (pronunciado «güimp», que en inglés significa hombre blanco heterosexual privilegiado [gracias, doctora Janet Helms])[6] de 75 años. Cuando le comenté a Budsy que había presidido un panel sobre el síndrome del impostor en una conferencia, dijo: «¿Qué?, ¿qué diablos es eso?». Se lo expliqué pensando que reconocería el fenómeno, aunque no supiera su nombre, pero permaneció totalmente perplejo, ya que tenía cero experiencia en sentirse como un farsante, lo cual me fascinó. Mi papá es un empresario exitoso que inició su compañía teniendo una familia de cinco bocas que alimentar, mientras mi mamá se quedaba en casa con los niños. Por suerte, la empresa fue rentable, pero a él nunca se le ocurrió que podría fracasar; jamás pensó: «Pero no soy un empresario», incluso aunque, con la excepción de haberles cobrado a sus compañeros de la fraternidad por usar su sauna en la universidad, nunca había iniciado o dirigido una empresa.

En las culturas occidentales, a lo chicos blancos, heterosexuales, cisgénero y sin discapacidades se les educa para que crean que pueden ser y hacer cualquier cosa, o sea que, desde un principio, tienen acceso a todos los espacios y las oportunidades. Por el contrario, desde siempre se les ha dicho que no lograrán nada a las mujeres (especialmente las que tienen cuerpos robustos); a las personas negras, indígenas y de color (BIPOC, por sus siglas en inglés); a los miembros de la comunidad LGBTQIA+; a los inmigrantes, y a las personas discapacitadas. Por ejemplo, si eres de la generación X como yo, a nuestras madres las educaron con la creencia de que solo podían ser maestras, secretarias, enfermeras o madres cuando crecieran. Mientras mi papá establecía empresas con confianza sin cuestionarse si debía hacerlo o no, es probable que sus contemporáneas experimentaran el fenómeno del impostor si se atrevían a entrar en el mundo de los negocios, a especialidades como ciencia, tecnología, ingeniería y matemáticas (STEM, por sus siglas en inglés) o a otras áreas que no estuvieran tradicionalmente disponibles para ellas.

Quizás ocurra lo mismo con otros grupos marginados. Para las personas de raza negra, a quienes antes de 1965 se les prohibía por ley ocupar espacios destinados para la gente blanca (y hoy en día continúan siendo excluidas debido al racismo vigente), el síndrome del impostor es probablemente la regla y no la excepción. La Americans with Disabilities Act (Ley para estadounidenses con discapacidades) fue aprobada hasta la década de 1990 y, en muchos países fuera de Estados Unidos, sus adaptaciones siguen siendo muy deficientes. La homosexualidad era considerada una enfermedad mental antes de 1973 (¡época en la que las mujeres todavía debían tener un consignatario varón en sus solicitudes de tarjeta de crédito o cuenta de banco!). La Organización Mundial de la Salud eliminó la identificación de trans como un trastorno mental apenas el año pasado y la Asociación Estadounidense de Psiquiatría todavía incluye la disforia de género en su *Manual diagnóstico y estadístico de trastornos mentales*. Y no hay más que ver las noticias actuales para saber la opinión que tiene la mitad de Estados Unidos sobre los inmigrantes. Cualquier persona perteneciente a estos grupos desfavorecidos que aspire a ocupar un lugar en un espacio al que se supone que no pertenece, según su no tan lejana historia, puede ser más propensa a experimentar el fenómeno del impostor.

No obstante, las investigaciones sobre el papel que desempeñan la raza, el género, la sexualidad y la habilidad no son del todo claras. Es increíble que no existan estudios bien diseñados con rigor científico; de hecho, aunque el síndrome del impostor es un tema que se ha analizado ampliamente en la cultura pop, con casi 25 millones de resultados en el buscador de Google, bases de datos respetables como PubMed arrojan solo unos 150 resultados. De entre los estudios publicados sobre el síndrome del impostor, la mayoría fueron simples diseños correlacionales que no nos muestran nada sobre la causa y el efecto, y muchos ni siquiera mencionan los índices de prevalencia.

Para comprender lo poco informativas que son las correlaciones, supongamos que te digo que existe un fuerte paralelismo positivo entre comer helado y ahogarse: mientras más helado consuma la gente, más se ahogan. ¿Significa que comer helado causa que te ahogues? No. Solo significa que ambos tienden a ocurrir con más frecuencia en el verano. La correlación por sí misma es totalmente inútil. Se ha informado que el síndrome del impostor se correlaciona con ciertos estados de ánimo y rasgos de personalidad; sin embargo, como en el ejemplo del helado, estas correlaciones no nos dicen mucho y tienen el potencial de abrir la puerta a interpretaciones y suposiciones incorrectas. Para evitarlo, no presentaré los resultados de las investigaciones correlacionales.

Dentro de unos cuantos estudios que analizaron el síndrome del impostor entre las minorías raciales, uno halló que los sentimientos de impostor en estudiantes universitarios guardan una relación más fuerte con la salud mental que con el estrés de pertenecer a una minoría.[7] Es importante mencionar, sin embargo, que la principal herramienta de evaluación que se utilizó para identificar dichos sentimientos se validó principalmente en gente blanca, lo que significa que no hay certeza de que los resultados representen con exactitud la experiencia de personas no blancas con el síndrome del impostor.

Si bien algunos expertos han indicado que las mujeres tienen una mayor tendencia a presentar el fenómeno del impostor,[8] a varios estudios no les ha sido posible comprobar las diferencias de género,[9] ya que no pusieron suficiente atención a la marginación. En otras palabras, no dividieron a los participantes que se identificaban como varones entre los que eran hombres blancos heterosexuales privilegiados y los que no lo eran. Es posible que las diferencias de género surgieran porque solo se usaron hombres no marginados como grupo de comparación.

Aun así, las expectativas culturales en torno al género pueden ser una pieza clave del rompecabezas del impostor. Un estudio investigó el impacto de la retroalimentación en el rendimiento en hombres y mujeres que informaron sentirse como impostores;[10] los hombres con síntomas de impostor (quienes fueron educados para actuar de manera competente e independiente) reaccionaron mal cuando se enfrentaron a una retroalimentación negativa. Mostraron mayor ansiedad, menor esfuerzo y mal rendimiento cuando tuvieron que rendirle cuentas a una figura de mayor autoridad. Las mujeres con síntomas de impostora (quienes fueron educadas con un sentido comunitario) demostraron un mejor esfuerzo y rendimiento cuando recibieron retroalimentación negativa. Así que, aunque sigue sin estar claro en qué grado la *prevalencia* del síndrome del impostor varía por género, cuando se presenta, el complejo puede *afectar* a hombres y a mujeres de distintas maneras.

En mi experiencia como terapeuta, conferencista y presentadora de pódcast que ha trabajado y hablado con muchas personas sobre sus experiencias con el síndrome del impostor, parece que es más probable que aquellos que identifican tener un historial de marginación (el cual incluye a hombres de minorías no relacionadas con el género) experimenten el fenómeno del impostor. Sin embargo, se requieren mejores investigaciones para confirmarlo.

En definitiva, la voz del impostor puede presentarse ante cualquiera en cualquier contexto en el que se sienta como una persona ajena, lo cual puede ocurrir durante la crianza u otro papel familiar («No sé lo que estoy haciendo; las mamás manejan esto mejor que nosotros los papás»), en un puesto nuevo

(«Tan solo soy un novato; no soy un vendedor tan exitoso como estos expertos bien remunerados»), en un puesto de medio tiempo o un empleo paralelo («No soy un verdadero artista; ni siquiera puedo mantenerme por este medio»), en un entorno conocido por su competitividad (la academia) o en la cultura joven (los deportes, la tecnología), o para una persona que fue aceptada en una escuela por herencia o mediante aparente nepotismo o discriminación positiva («Solo entré porque mi hermana estudió aquí / porque mi papá conocía al director / porque pertenezco a una minoría»).

¿«Síndrome» del impostor?

Aunque el fenómeno del impostor se renombró como *síndrome del impostor*, algunos han argumentado recientemente que esta denominación es problemática, no solo porque el término trata como una patología un fenómeno que es casi universal, sino que, si mi hipótesis sobre la marginación es correcta, quienes lo experimentan han sido víctimas de opresión social, no de un trastorno mental. El otro argumento en contra de usar el término *síndrome del impostor* es que se atribuye la culpa a las personas sin tomar en cuenta el contexto cultural, por lo que el enfoque está en curarlas en lugar de arreglar los sistemas.[11] No podría estar más de acuerdo y, por supuesto, si en cierto momento se arreglan los sistemas y las organizaciones, muchas cosas cambiarían para mejor. Hablaremos de algunas formas de promover este cambio en el capítulo 12.

Mientras tanto, como dirían los jóvenes, #LaLuchaEsReal (¿siguen usando eso? #SoyUnaMamáDeMedianaEdad). Si hasta el 70% de nosotros sufrimos el complejo del impostor, independientemente de nuestro origen, y la experiencia de sentirlo tiene un efecto negativo, parece importante identificar maneras diferentes de responder en lo individual a la vez que se trabaja con el cambio organizacional y sistémico. Dicho esto, las palabras y el lenguaje tienen poder, así que, durante el resto del libro, usaré términos como *complejo del impostor*, *voz del impostor*, *experiencia del impostor*, *pensamientos de impostor* y *fenómeno del impostor* y no el popular término *síndrome del impostor*. ¡Espero que consideres unirte a mi iniciativa de renombramiento cultural!

IMPOSTORES POR DISEÑO

Durante mi crianza, mis padres me llamaban «panzona», «panzoncita» y «panzona barrigona de 2 por 4» supuestamente para evitar que mi grasa de bebé se convirtiera en grasa de adulto, lo cual, como era de esperarse, tuvo el efecto contrario. Mis padres me amaban y deseaban lo mejor para mí, pero el afecto verbal y físico era escaso; los elogios, más bien, se ganaban obteniendo altas calificaciones y otros logros para entrar a una buena universidad. En contraste, mi apariencia física era un blanco constante de crítica. Si me ponía una falda y me arreglaba el cabello para salir a un evento, mi mamá me preguntaba: «¿No vas a ponerte un poco de rubor?». También me pusieron a dieta a los 9 años.

En respuesta, traté de complacerlos a todos y de obtener amor y aceptación mediante mis logros. En la época de esa primera dieta, comencé un voluntariado en la escuela como oficial de patrullaje de seguridad y abanderada de nuestra bandera. Estaba tan desesperada por conseguir aprobación que a los 10 años me dispuse a dar un discurso frente a cientos de personas a pesar de sentir un miedo paralizante. También saqué buenas calificaciones y me uní al coro y, en la secundaria, me convertí en porrista. En la preparatoria, me admitieron en la Sociedad Nacional de Honor y fui elegida presidenta del consejo estudiantil. Seguí (casi) todas las reglas y era todo lo que se esperaba de una niña: *amable, educada* y *dispuesta,* lo que causaba elogios de mis padres, pero nada era suficiente para suavizar las críticas sobre mi apariencia. En retrospectiva, reconozco que las críticas provenían de sus propias inseguridades, de querer ser buenos padres y de que yo estuviera bien en un mundo duro, pero me llevó mucho tiempo (y terapia) entenderlo por completo.

Crecer siendo criticada por mi apariencia me hizo desarrollar la historia de «No soy suficiente», en específico «No soy suficientemente delgada/bonita/aceptable/encantadora». El complejo del impostor es el resultado de esta historia: el miedo de que en cualquier momento la verdad sobre la insuficiencia saldrá a la luz, y parece desarrollarse a partir de una interacción compleja entre experiencias de la infancia y una programación evolutiva. Analicemos a continuación cómo podría haberse arraigado en ti el complejo del impostor.

Experiencias de la infancia

Cuando somos jóvenes necesitamos interpretar el mundo y darles sentido a nuestras experiencias de forma significativa y el resultado de hacerlo es el desarrollo de creencias fundamentales o historias sobre nosotros mismos, otras personas, el mundo y el futuro.[12]

Estas historias se desarrollan a temprana edad y se quedan con nosotros, por lo que nos amoldan según lo que suceda en nuestras vidas. En la preparatoria, pensaba: «Sí, soy presidenta de la asociación estudiantil, pero si arruino algo, todos sabrán la verdad sobre lo incapaz que realmente soy». Ahora, muchos años después, pienso: «Sí, di una charla TEDx, pero en cualquier momento van a descubrir que en realidad no lo merecía».

Si tus padres esperaban demasiado de ti, pero al parecer nada los complacía sin importar lo que hicieras, es probable que hayas avanzado con la historia de «No soy suficiente» con el complejo del impostor como tu copiloto. Así que ahora estás considerando cumplir una meta profesional, pero tu voz interna te recuerda que eres incompetente, o quizás ganaste tu décimo premio y sigues pensando que no eres suficiente porque ninguna cantidad de logros o éxito puede borrar tus experiencias de la infancia y las narrativas que se desarrollaron como consecuencia.

Lo opuesto también puede ser verdad, lo cual es frustrante. Si tuviste padres que te elogiaron demasiado, es posible que de igual forma sufras el fenómeno del impostor. Tal vez tus padres se emocionaban por los logros más pequeños e insignificantes y los aplaudían: ¿Te lanzaste solo por la resbaladilla? «¡Hurra!»; ¿te abrochaste la sudadera? «¡Eres muy inteligente!»; ¿pintaste el baño con el dedo? «Ni siquiera me voy a enojar porque podrías ser el próximo Picasso». Esto también puede contribuir al desarrollo de la inseguridad y el complejo del impostor. ¿Por qué? Porque, aunque eras pequeño, una parte de ti sabía que no merecías realmente tantos halagos, por lo que es posible que ahora des una conferencia excepcional (digna de una ovación), pero desestimes cualquier retroalimentación positiva, por considerar que el público «solo está siendo amable».

A menos que domines el arte de viajar en el tiempo, nuestras experiencias de la infancia nunca van a cambiar y sucede lo mismo con las historias que nos contamos. Una gran parte de la psicología popular y la mayoría de los libros actuales sobre el complejo del impostor te harán creer que la clave para vencer su voz es cambiar tus pensamientos negativos y creer en ti como un profesional. También es probable que te hayas encontrado una o dos entradas de blog con títulos como «Cinco consejos para tener pensamientos positivos» o «Cómo creer en ti mismo». Pero no es tan fácil.

Desafortunadamente, las viejas historias que nos contamos están muy arraigadas y los humanos no tenemos un botón que las borre. Por suerte, existe una alternativa que compartiré contigo en la parte II. Primero, para entender cómo estas narrativas se atrincheraron tanto, podemos remontarnos varios cientos de miles de años en el pasado.

Programación evolutiva

A diferencia de otros mamíferos, los humanos primitivos no tenían garras o dientes filosos ni la habilidad de correr a gran velocidad; solo se tenían los unos a los otros, por lo que los que cazaban, recolectaban y viajaban juntos tenían más posibilidades de sobrevivir.[13] En este contexto, era importante que con frecuencia los miembros de un grupo se analizaran a sí mismos y su estatus: «¿Estoy haciendo mi parte?, ¿aporto valor?, ¿mi grupo me conservará o corro el riesgo de ser expulsado?». Más aún, el dominio (ser el mejor, el más inteligente o el más fuerte) incrementaba la probabilidad de que los genes se heredaran. Ser señalado como insuficiente representaba una seria amenaza, así que preocuparse al respecto a fin de evitarlo era adaptativo. En otras palabras, la evolución programó a los sobrevivientes más competentes para que tendieran a la inseguridad, la comparación social e incluso la experiencia del impostor. Hoy en día, ser señalado como un contador mediocre no es una situación de vida o muerte, pero nuestro cerebro no ha evolucionado para poder distinguir con habilidad entre una amenaza real y una mera preocupación.

Si no te es posible reprogramar tus raíces evolutivas, cambiar tus experiencias de la infancia temprana o reescribir las historias que te contaste, probablemente te preguntes entonces si es posible aspirar a ser alguna vez como el otro 30% que no experimenta el complejo del impostor. Una cosa es salvarse de tenerlo porque no aprendiste nada mejor (me refiero a ustedes, personas con Dunning-Kruger, que irónicamente no saben quiénes son y no están leyendo este libro) y otra es ser inteligente y competente, y no ponerlo en duda (me refiero a ti, papá). Tal vez estás pensando que necesitas ser más como Budsy y que para superar el complejo del impostor, puedes adquirir seguridad y aprender a no cuestionarte más; y quizás la forma de hacerlo es simplemente saber un poco más sobre tu campo, asistir a más cursos en línea, leer otro libro sobre el éxito u obtener otro título o certificado. ¿Te suena conocido? Si es así, sabes que no va a funcionar porque ya lo intentaste o, acaso más precisamente, sigues intentándolo.

Esto es lo que sé: no existen metas del tipo «¡Lo logré! Soy un profesional legítimo sin dudas sobre mi capacidad para desempeñarme bien, ser tomado en serio y pasar todas las pruebas de detección» (excepto que seas un narcisista extremo, pero si ese fuera el caso, definitivamente no estarías leyendo este libro).

La única versión que existe es que sigas comprometido con tu trabajo porque te importa, porque mientras más te importa algo, más propenso eres a preocuparte por hacerlo bien. Independientemente de la cantidad de halagos que recibas o cuántas metas cumplas, no llegarás a un lugar totalmente libre de inseguridad o sentimientos de impostor. Ni siquiera ganar el premio Nobel funcionará, aunque te digas repetidas veces: «Si tan solo pudiera lograr esto, por fin me sentiría legitimado». Siempre habrá algo que detone tu inseguridad; por ejemplo, descubrir el brillante trabajo de otro profesional puede enviarte de regreso al «Nunca seré *tan* bueno». Mi voz del impostor es más fuerte cuando aprendo ideas nuevas sobre psicología o las comparto con el público *porque me importa muchísimo.* Tomar cursos de capacitadores magistrales me ayuda a ser mejor, pero también detona pensamientos similares a «Nunca seré *tan* buena».

Nuestras experiencias de impostor tienen razón de ser, pues nuestros cerebros se programaron hace mucho tiempo para la comparación, y los avances modernos en la tecnología han creado un campo fértil para seguir haciéndolo. Las experiencias sociales, culturales y del desarrollo siguen teniendo un impacto en nuestra susceptibilidad al sentirnos incompetentes e impostores. Como puedes ver, si tu carrera te importa y quieres tener éxito, no puedes escapar de estos pensamientos y emociones, y es probable que nunca puedas cambiarte del grupo del 70 al del 30%. A decir verdad, por más que queramos creer que mientras más alto escalemos mayor posibilidad hay de ahuyentar el complejo del impostor, lo cierto es que ascender en la jerarquía significa tener que satisfacer expectativas más altas. En otras palabras, se espera que el director general sepa y haga más que la persona que trabaja en el departamento de correspondencia; o sea que la voz del impostor crece, más que encogerse, con el éxito.

La buena noticia es que existen formas de responder a tus pensamientos y emociones complejos a fin de que no te impidan conseguir la vida profesional que tanto deseas. Te mostraré cómo, pero primero exploraremos las diferentes maneras en las que el complejo del impostor puede manifestarse.

Resumen: Qué debes saber

- El fenómeno del impostor es una experiencia de falsedad intelectual entre personas altamente exitosas que temen ser señaladas como farsantes incompetentes.
- El complejo del impostor afecta a la mayoría de nosotros, pero, quizás, más comúnmente a aquellos que han sufrido marginación, por lo que no es un «síndrome».
- Muchos factores contribuyen a su desarrollo, incluida la evolución, las expectativas socioculturales, la discriminación y las experiencias de aprendizaje en la infancia.

Trabajo: Qué hacer

En un diario, en tu computadora o en los márgenes del libro, responde las siguientes preguntas:

- ¿Cuáles son algunos ejemplos de tu experiencia con el complejo del impostor? ¿Qué te dice tu mente? ¿Qué situaciones detonan los pensamientos y las emociones?
- ¿De qué formas se te ha privado o marginado de tus derechos? ¿Cómo ha contribuido esto a tu experiencia con el complejo del impostor?
- ¿Qué otro tipo de vivencias de la infancia pudieron haber influido en tu experiencia con el complejo del impostor?

2
QUÉ TIPO DE IMPOSTOR ERES

No temas a la perfección... nunca la alcanzarás.

SALVADOR DALÍ

A riesgo de decir una obviedad, sentirse como un farsante es horrible. Nadie *quiere* experimentar el complejo del impostor, y los humanos tenemos un gran talento para evitar las emociones que no nos desagradan (más información sobre esto en los capítulos 9 y 10). De hecho, somos tan buenos tratando de esquivar los sentimientos de fraudulencia que terminamos adoptando medidas extremas con tal de probar nuestra competencia. El conjunto de estrategias predeterminadas que usamos puede clasificarse en cinco subtipos de impostor, y en este capítulo te compartiré el mío, así como los de otros cuatro profesionales exitosos, pero lo más importante es que podrás identificar el tuyo.

En la universidad tomé una clase de escritura creativa para cumplir con un requisito de la materia de Literatura. Escribí un ensayo personal titulado «Otra vez pollo», que trataba sobre una experiencia familiar durante una época difícil. Nunca fui el tipo de niña que acostumbra a llevar un diario, así que era la primera vez que escribía algo personal o doloroso, y me ayudó a procesar la experiencia.

Saqué un 9 en el ensayo y en la clase, y recuerdo que el profesor me recomendó que no usará «S» y «H» en mayúsculas al escribir pronombres femeninos para identificar a mi madre pues, en su opinión, era «demasiado teatral». ¿Por qué se me quedó grabado? No recuerdo ninguna otra tarea, calificación o retroalimentación de la universidad. En retrospectiva, me doy cuenta de que siempre quise escribir, pero algo evitó que creyera que era una opción viable para mí.

Ya me encontraba en el tercer año de la carrera de Psicología cuando tomé la clase de escritura. En preparatoria elegimos algunas materias optativas y mis dos favoritas fueron Introducción al Derecho, con el formidable señor McDade, quien nos taladró en la mente que «ignorar la ley no es una excusa», e Introducción a la Psicología, con el señor Lawson, quien una vez les comentó a mis padres durante una junta que era dispersa (lo que llevó a mi mamá a comprarme por años playeras que decían «señorita Dispersa» y libros). A pesar de la crítica desfavorable del señor Lawson, me enamoré perdidamente de la Psicología, pues me fascinaba saber lo que motiva a la gente. A los 16, ya sabía que quería ser psicóloga o abogada, y una pasantía de verano en un despacho de abogados con cultura de club varonil, donde los hombres mandaban y a las colegas mujeres las trataban como ciudadanas de segunda, bastó para que me decidiera por la psicología.

Durante los siguientes 14 años, transité mi camino educativo, que culminó con un doctorado y una licencia para ejercer como psicóloga, todo lo cual implicó escribir, pero a pesar de terminar una tesis de maestría y una tesis doctoral, así como de publicar varios capítulos de libros y artículos para revistas revisadas por pares, nunca me consideré una escritora.

Me encantaba la psicología y era buena en ella, pero la escritura científica fue una actividad que nunca disfruté, pues era algo en lo que otras personas se desempeñaban mejor que yo, así que centré mi carrera en la terapia y la enseñanza, en lugar de la investigación y la escritura. Es más, la escritura, especialmente la creativa, fue algo en lo que nunca pensé.

De repente se me ocurrió una idea para un libro de psicología, que no tenía nada que ver con querer escribir (de manera consciente, al menos), ya que se trataba de un libro *profesional*, no uno creativo. Los especialistas en terapia de aceptación y compromiso (ACT, por sus siglas en inglés) usan muchas metáforas y ejercicios experienciales en su trabajo clínico con los pacientes. En esa época, los guiones para esas prácticas estaban esparcidos por distintos libros sobre ACT. Un día, mientras estaba sentada en mi oficina de la universidad preparando una clase sobre el tema, pensé: «¿No sería genial poder simplemente sacar un libro del librero, dirigirse a una sección sobre aceptación y elegir entre una variedad de metáforas y ejercicios relacionados?». Parecía tan obvio, pero no existía… todavía.

En el siguiente instante, pensé: «Tal vez debería *escribir* ese libro». A ese pensamiento le sucedió de inmediato lo siguiente: «¿Quién rayos crees que eres? ¡No eres una escritora! No sabes nada sobre escribir libros y ni siquiera eres experta en ACT. Eres una ególatra por pensar que sabes lo suficiente para escribir un libro sobre el tema».

Estuve tentada a dejar que la voz me detuviera por completo. Sabía que la única forma de garantizar que no terminaría pasando vergüenza era ignorar la idea y seguir con mis asuntos, pero también *sabía* que era un concepto prometedor; simplemente no sabía si yo debía escribirlo, así que recurrí a otros expertos que consideraba más dignos de la tarea. Contacté a una antigua mentora que se había convertido en mi colega y amiga, y que era especialista en ACT. Ella tampoco había escrito un libro, pero en mi mente, ella era legítima y al menos contaba con un buen conocimiento del tema que yo no creía tener. Juntas, acudimos a su antiguo mentor, el doctor Steven Hayes, quien había escrito muchos libros y es el fundador de la ACT. Le pedimos consejos y propuestas para un libro muestra, los cuales nos proporcionó. El doctor Hayes casualmente también era miembro del consejo de una pequeña editorial, así que envió nuestra propuesta a la gente adecuada y, para mi sorpresa, obtuvimos un contrato.

Nunca me había sentido tan perdida o fraudulenta en mi vida. No solo no sabía nada sobre escribir libros ni lo suficiente sobre ACT, sino que creía que habíamos obtenido el contrato únicamente por la influencia del doctor Steve Hayes. Le pedí a dos exmentoras, ambas autoras de libros (una tenía un esposo que trabajaba en la industria editorial), que le echaran un vistazo el contrato. Mi coautora y yo nos dividimos los capítulos, pero les pedimos a otros especialistas que escribieran el retador capítulo teórico y confiamos en nuestros editores. Le comenté a mi esposo «Si *alguna vez* te digo que quiero escribir otro libro, recuérdame este momento en el que te estoy diciendo que no quiero volver a escribir uno *jamás*». Odiaba sentirme como novata y requerir la ayuda de tanta gente.

Cuando todo estuvo dicho y hecho, me sentí bien por terminar el libro. Nos presentamos en la única firma de libros que organizó el editor en una conferencia de ACT (y por alguna razón le fue bien al libro, a pesar de mi absoluta falta de conocimiento sobre mercadotecnia y la industria editorial). Tomé un receso de la escritura, pues ya no quería hacerlo más; hablaba en serio cuando dije que no quería volver a escribir un libro.

Tiempo después, mi familia entró en una época difícil y necesitaba una salida para procesarlo. Quería regresar a la escritura creativa y me topé con un pódcast llamado *Writing Class Radio* (Radio Clase de Escritura), que hablaba sobre la esencia y el arte (o la narración y la técnica) de escribir narrativa de no ficción. Escuché uno de los episodios y me quedé enganchada, así que exploré el historial y escuché un maratón de dos años de episodios. Comencé a tomar clases de escritura y reconecté con la sensación que tuve cuando escribí «Otra vez pollo», así que empecé a leer libros sobre escritura. No tenía el objetivo de finalizar escritos, enviar consultas o buscar que me publicaran, sino de aprender. Decidí que la experiencia de escribir *The Big Book of ACT Methaphors* fue tan dura debido a que no sabía lo suficiente,[1] así que solo necesitaba un poco más de conocimiento y experiencia; de ese modo, dejaría de sentirme como una impostora y podría escribir (y compartir lo que escribiera).

En los siguientes cuatro años, tomé cinco cursos de escritura, asistí a un retiro de escritura, me uní a un grupo de escritura e inicié uno propio, fui a dos conferencias sobre escritura, leí siete libros sobre escritura, escuché cinco pódcast sobre escritura (no solo episodios, sino las temporadas completas), seguía a escritores y editores en redes sociales, me suscribí a tres boletines informativos, leí innumerables artículos sobre el lanzamiento de libros y plataformas, y contraté a un consultor en lanzamiento de libros, a un consultor en mercadotecnia, a una empresa de creación de marca y a una *coach* en escritura de libros.

Escribí otro libro, pero también gasté alrededor de 20 000 dólares. ¿Por qué? Porque soy una impostora experta.

LOS SUBTIPOS DE IMPOSTOR

En su libro *The Secret Thoughts of Successful Women: Why Capable People Suffer from the Impostor Syndrome and How to Thrive in Spite of It* (Los pensamientos secretos de mujeres exitosas. Por qué las personas competentes sufren del síndrome del impostor y cómo prosperar a pesar de tenerlo), Valerie Young establece que las personas con complejo del impostor desarrollan ideas distorsionadas sobre lo que se requiere para demostrar competencia.[2] Estas competencias se dividen en cinco categorías: el experto, el perfeccionista, el solista, el genio nato y el superhumano.

El experto

Los impostores expertos creen que su competencia se mide con base en la cantidad de conocimiento, habilidades, pericia y experiencia que poseen, y sienten que la que tienen nunca es suficiente, ya que siempre hay un grado, curso, certificación, libro, artículo o experto que consultar. Es posible que esto prevalezca, en particular, entre los grupos marginados a los que se les ha dicho que deben ser doblemente buenos o saber más para estar a la altura de los integrantes del grupo dominante.

A los impostores expertos no les gusta la incertidumbre, por lo que casi nunca aceptan retos que no están *seguros* de poder cumplir. Por ejemplo, un impostor experto no solicitaría un empleo o un ascenso a menos que sepa que cuenta con todas las cualificaciones (y algunas más). El precio que hay que pagar por ser un impostor experto es alto: estancamiento para aquellos que siguen aprendiendo, pero nunca *hacen* lo que se proponen; silencio autoimpuesto para quienes no pueden expresarse por miedo a que los señalen como ignorantes, y, como pudiste ver en mi caso, desventaja económica gracias al alto costo de los cursos, grados y conferencias destinadas a llenar nuestro vaso de conocimiento, solo que este tiene un hoyo en el fondo, por lo que nunca estará lleno sin importar cuánto pongas en él.

Es importante destacar que lo anterior no significan que desarrollar habilidades o aprender sobre la industria es inherentemente problemático, sino que el impostor experto casi nunca sabe dónde pintar la raya entre el aprendizaje y la acción.

El perfeccionista

Jamil nació en Tanzania. Cuando tenía 4 años, sus padres se divorciaron y su mamá ganó su custodia y la de su hermano menor, un resultado improbable para los musulmanes africanos. Luego se mudaron a Inglaterra para que los niños tuvieran una educación académica de mayor calidad. Cuando Jamil tenía 13 años, su mamá fue diagnosticada con cáncer terminal. Debido a que era mamá soltera y no quería enviar a los niños a vivir con su padre biológico en África, le pidió a un amigo cercano de la familia que los adoptara, lo que resultó en una segunda inmigración a Estados Unidos, donde Jamil pasó su adolescencia bajo la crianza de una pudiente familia blanca en el Upper East Side de Nueva York.

Jamil nunca se sintió especial, sino diferente. En Inglaterra, vivió en una comunidad de migrantes diversa, pero cuando se mudó a Nueva York con su acento británico, su piel oscura y su nueva familia más convencional, comenzó a cuestionarse a dónde pertenecía y si acaso lo hacía.

Los padres adoptivos de Jamil reconocieron su inteligencia y lo alentaron a solicitar entrar a la Phillips Academy Andover, un prestigioso internado en Massachusetts. El recorrido educativo de Jamil lo llevó de Andover a una licenciatura en Stanford y, de ahí, a la facultad de Medicina, donde esperaba enfocarse en Salud

Global tanto en África como en Estados Unidos. Después de su pasantía y residencia en la Emory University, Jamil entró a Harvard con una beca de investigación. De ahí, ascendió en la jerarquía hasta convertirse en director médico del Children's National Hospital, así como en profesor titular de Medicina Pediátrica y de Emergencias en la George Washington University. Su currículum de 14 páginas es admirable en verdad.

A pesar de sus increíbles logros, no siempre se sentía seguro de sí mismo en cuanto a su competencia y pertenencia. Al iniciar en Andover, donde todos los estudiantes eran altamente exitosos y la mayoría blancos, se dio cuenta de que tenía que aumentar la apuesta para poder seguirles el paso. También se hizo consciente de que lo primero que la gente veía era su tono de piel y sentía que tenía que destacar en todo para probar su competencia. Cuando estaba enviando solicitudes a las universidades, la discriminación positiva tomó un sentido controversial: se preguntaba si merecía haber entrado a las escuelas donde había estado o si solo le habían «dado un lugar» por su raza o la riqueza de su familia adoptiva. Me contó que pasó los inicios de su carrera persiguiendo nombramientos prestigiosos pensando «Si me gradúo de ese lugar, nadie dudará de mí».

Para probar su competencia, Jamil estableció estándares extremadamente altos para sí mismo que, de muchas maneras, lo ayudaron a alcanzar el éxito. Sin embargo, nunca alzaba la mano a menos que estuviera 100% seguro de saber la respuesta correcta y solo solicitaba empleos para los que sabía que estaba más que calificado. Cuando las tareas tenían una fecha límite, las terminaba con mucha antelación y después repasaba cada detalle para asegurarse de que todo estuviera bien. Cuando tenía que hablar en público, pasaba horas ensayando, pues le preocupaba que, si cometía errores, no solo quedaría mal él, sino toda la comunidad negra. En lugar de dedicarse a la Salud Global, se encontró atrapado en una carrera enfocada en logros, persiguiendo lo que otros consideraban los mejores o más prestigiosos movimientos profesionales.

Jamil es un impostor perfeccionista.

Los impostores perfeccionistas se enfocan como un láser en un objetivo: hacer todo sin errores, pues creen que cualquier cosa que no sea perfecta es inaceptable y que su producto o rendimiento debe ser impecable en todo momento. Los impostores perfeccionistas están convencidos de que hay una manera correcta y una incorrecta de hacer las cosas y pueden ser tan críticos con otros por no estar a la atura de sus altos estándares como con ellos mismos.

Aunque el perfeccionismo puede ayudar al impostor perfeccionista a conseguir logros, también tiene varias desventajas, como el hecho de que les cuesta trabajo delegar tareas porque creen que, si quieren algo bien hecho, deben realizarlo ellos mismos. Esto significa que siempre tienen mucho por hacer en su lista de pendientes y casi nunca disponen del tiempo suficiente para realizarlas, especialmente al alto nivel que exigen. Para evitar cometer errores o un posible fracaso, lo cual les genera un sentido de incompetencia, a veces evitan realizar tareas nuevas o desafiantes, por lo que corren el riesgo de quedarse estancados e incluso de aburrirse. Algunos impostores perfeccionistas rara vez sienten orgullo o satisfacción cuando hacen algo extremadamente bien y, por el contrario, piensan en todo aquello que pudieron haber hecho mejor. Para otros como Jamil, desempeñarse bien los hace sentir satisfacción respecto a sí mismos, pero a su vez, esto refuerza la necesidad de continuar trabajando cada vez con mayor esfuerzo.

El solista

Michael, criado en Alemania, fue diagnosticado con un padecimiento muscular progresivo que al final lo llevó a requerir una silla de ruedas. Saber que no tenía control sobre el deterioro de su cuerpo lo llevó a sentir la necesidad de compensarlo probando su competencia académica y profesional. Su resultado en el examen de ingreso a la universidad fue excelente, gracias a lo cual entró a un programa de ciencias computacionales muy competitivo, donde adquirió el amor por la animación de películas. Lo aceptaron en una escuela cinematográfica en Estados Unidos y le ofrecieron un empleo en una reconocida película animada en 3D antes de que completara el programa. Después de 15 años de trabajar en animación (siempre pensando «Se van a dar cuenta de que contrataron a la persona equivocada; apuesto a que en dos semanas me van a correr»), se percató de que ya había cumplido sus metas, pero algo le hacía falta, así que decidió iniciar una carrera en desarrollo personal para ayudar a adultos jóvenes con discapacidad. Comenzó hablando en público y dio una charla TEDx poderosa e inspiradora,[3] y terminó trabajando en Art of Charm (El arte del encanto), una organización muy popular de desarrollo personal y *coaching*. Para Michael, el pensamiento «¿Quién te crees que eres?» se presentó muchas veces en su camino. Con frecuencia sentía que debía mencionar su capacitación y otros logros profesionales a sus colegas y clientes por miedo a que cuestionaran su competencia.

Aunque Michael estaba internamente motivado, sin mucha necesidad de halagos o felicitaciones, se ponía estándares muy altos, por lo que a menudo aceptaba numerosas responsabilidades adicionales para probar que era capaz de hacerlo todo. No solo sentía la necesidad de hacer todo perfecto (bromea diciendo que se debe a que es alemán), sino que tenía que hacerlo todo solo. En su mente, no saber la respuesta y tener que pedir ayuda lo hacían ver como un farsante. «Me aterra que llegue el día en el que tenga que decir "no sé"», me dijo.

Michael es un impostor solista.

Para los impostores solistas, ser competente significa tener éxito sin la ayuda de los demás; los logros solo cuentan si los alcanzan por sus propios medios. Se les dificulta la colaboración porque las metas que cumplen como parte de un equipo minimizan su sensación de éxito. Si un solista necesita pedir asistencia, se siente vulnerable y débil, ya que lo ve como un signo de que en realidad no sabe lo que está haciendo y, por lo tanto, confirma que es un farsante. A menudo, los solistas terminan aceptando la carga de trabajo de tres personas, incluso a costa de su salud y aunque disminuya la calidad de su trabajo. Cuando logran tener éxito por sí mismos, pocas veces se sienten satisfechos o realizados; más bien piensan que salieron impunes con un secreto: apenas si pueden con todo.

El genio nato

Alanna fue la primera de una familia de nativos canadienses en ir a la universidad. Cursó la licenciatura y la maestría, y obtuvo un empleo en una de las consultorías más grandes y prestigiosas justo al terminar sus estudios de posgrado. Sobresalió como consultora en varias ramas, pero en el fondo se sentía poco inspirada. Alanna sabía que le encantaban dos cosas: el vino y la música, así que, a pesar de no saber nada sobre la industria o cómo administrar un negocio, se certificó como *sommelier* y abrió un bar de vinos y un espacio para música en vivo, el cual se convirtió rápidamente en uno de los clubes más populares de su ciudad. En este papel, Alanna abrió los ojos ante las repercusiones que pueden tener la falta de acceso a servicios médicos y de salud mental para las personas de pocos recursos, especialmente los miembros de poblaciones marginadas. Se sintió inspirada a hacer un giro en su carrera y hacer realidad su sueño de toda la vida: estudiar Medicina.

La facultad de Medicina era un mundo totalmente nuevo para Alanna, ya que estaba acostumbrada a que las cosas se le dieran fácilmente (en el pasado, no había necesitado estudiar en exceso para tener éxito), pero ahora, al ser una estudiante mucho mayor que sus compañeros y darse cuenta de que no podría salir del paso con la misma facilidad que antes, comenzó a sentirse como una impostora. Para ella, el éxito era producto de una habilidad natural y debido a que la carrera de Medicina se le dificultó, supuso que no contaba con la capacidad nata para ser médica y, por lo tanto, era una farsante y fracasada.

Alanna es una impostora del tipo de genio nato.

El impostor de genio nato cree que la inteligencia y la habilidad son cualidades innatas que conducen a un éxito sin esfuerzo. Para los genios natos, la competencia significa destacar fácil y rápidamente, o sea que piensan que deberían escuchar o estudiar algo una sola vez y comprenderlo en su totalidad; además, quieren acertar a la primera, por lo que, si se les dificulta captar algo de inmediato, lo consideran una confirmación de que son unos farsantes. Existe un paralelismo entre esta idea y el reconocido concepto acuñado por Carol Dweck de *mentalidad fija*.[4] Tanto los impostores de genio nato como las personas con mentalidad fija tienen dificultad para perseverar a pesar de los obstáculos porque creen que no poseen lo que se requiere, y consideran que no vale la pena el esfuerzo de aprender. Esto se debe a que los genios natos piensan que tienes la capacidad o no la tienes, y cuando no, se confirma que eres un farsante, lo cual genera que eviten los retos con tal de eludir el fracaso. Cuando los impostores de genialidad nata tienen éxito, su confianza se eleva, pero esto no dura mucho, ya que cualquier obstáculo afecta su autoestima.

El superhumano

Janina emigró de Ucrania a los 12 años después de vivir el desastre nuclear de Chernóbil y soportar mucha discriminación debido a su ascendencia judía. Cuando llegó a Estados Unidos, no hablaba inglés y sufría las secuelas de la radiación de Chernóbil y, aún peor, su familia no aceptaba su identidad LGBTQIA+.

A la edad de 37 años, Janina tenía dos doctorados, había publicado diez libros y contribuido en otros 14; había creado y presentado tres pódcast, había participado en múltiples paneles como experta en psicología y cultura pop, y había dado dos charlas TEDx de gran impacto,[5] todo mientras seguía padeciendo migrañas y convulsiones causadas por la exposición a la radiación. No obstante, el día anterior a que se transmitiera su charla de TEDx, Janina tuvo 18 ataques de pánico, todos antes de la hora de la comida. Después vio una y otra vez el video de su plática, identificando errores y haciéndose trizas ella misma. ¿Suena como perfeccionista? Es eso y más.

Janina es una impostora superhumana.

De acuerdo con Valerie Young, la psicóloga que identificó los cinco subtipos, el superhumano es el perfeccionista, el genio nato y el solista «con esteroides».[6] Además de sus muchos papeles, Janina trabajaba para mí como psicóloga en mi clínica de ansiedad y llevaba el doble de casos que la mayoría de los demás podía manejar. Si necesitabas una consulta clínica, era la primera en ofrecerse como voluntaria; si estabas enfermó, te traía sopa y electrolitos; recordaba los cumpleaños de tus hijos y tu aniversario de bodas; rara vez decía que no a tus solicitudes, y nunca pedía ayuda (casi nunca pedía nada).

Ella hacía todo esto porque es genuinamente uno de los seres humanos más bondadosos y compasivos que conocerás. Su deseo por ayudar es profundo y real, pero existe un lado oscuro: cuando Janina dice que no, establece límites o pide ayuda, se siente como una farsante y una fracasada.

Los impostores superhumanos creen que la competencia significa poder malabarear todas las pelotas (incluso si son bolas de fuego) al tiempo que tratan de mantener el equilibrio sobre un monociclo, cantan las canciones del espectáculo y sonríen. Lo bien que malabarean las bolas es en definitiva muy importante (esa es la parte perfeccionista), pero maniobrarlas todas constantemente es lo que distingue al superhumano del resto de los subtipos de impostor.

Janina se ha presionado a sí misma al punto del colapso para evitar sentirse como una farsante. Lo que sucede es que todos los superhumanos tratan de malabarear bolas de fuego de más, y cuando estas se caen, se refuerza la creencia de que el superhumano es incompetente. Incluso si están ejecutando malabares perfectos sobre el monociclo, casi nunca se sienten satisfechos porque sus mentes les dicen que deberían agregar platos giratorios sobre palos equilibrados en su rostro. «Si fuera de verdad competente, podría hacerlo todo fácilmente y sin ayuda».

ASPECTOS EN COMÚN

Después de entrevistar a Jamil, Michael, Alanna y Janina, y reflexionar sobre mis propias experiencias, me di cuenta de que todos teníamos aspectos importantes en común: nuestros sentimientos de impostor se desarrollaron a partir de experiencias de marginación a una edad temprana y a menudo entrábamos en modo turbo tan pronto como nos proponíamos hacer algo verdaderamente significativo para nosotros. Jamil notó su complejo del impostor por primera vez cuando envió sus solicitudes para entrar a universidades que creía que lo llevarían por el camino de la Salud Global y cuando se dio cuenta de que sus decisiones tendrían un impacto en sus comunidades negra y africana. Michael y Alanna hablaron sobre cambiar de carrera porque querían marcar una diferencia y hacer algo con propósito. Janina y yo experimentamos el complejo del impostor durante la licenciatura en Psicología, pero los sentimientos se intensificaron cuando quisimos dedicarnos en serio a escribir, crear y dar pláticas.

¿Cuándo se presentó por primera vez en ti el complejo del impostor? ¿Qué papel jugaron las experiencias de marginación o significativas?

Existe una forma de emprender la carrera de tus sueños incluso si te identificas con alguno de estos subtipos de impostor. La mayoría de las personas se ve en varios de los subtipos (y estos se traslapan en ciertos aspectos), pero descubre que uno predomina sobre los demás. Para determinar el tuyo, dirígete a la sección «Take the Quizzes» (Completa las pruebas) de mi página web (www.jillstoddard.com/quizzes) y responde un breve cuestionario. En la parte II del libro, te mostraré cómo conseguir la vida profesional que tanto deseas. Desafortunadamente, no es una receta para curar el complejo del impostor, ya que no hay una cura; sin embargo, existe la flexibilidad psicológica, la cual está a punto de convertirse en tu nuevo superpoder.

Resumen: Qué debes saber

- Existen cinco subtipos de impostor: el experto, el perfeccionista, el solista, el genio nato y el superhumano.
- Cada tipo de impostor se basa en un conjunto diferente de estrategias para probar su competencia, las cuales dan la apariencia de mantener a raya los sentimientos de impostor a corto plazo, pero al final de cuentas resultan contraproducentes.
- Puede identificar tu subtipo en www.jillstoddard.com/quizzes.

Trabajo: Qué hacer

En un diario, en tu computadora o en los márgenes del libro, apunta lo siguiente:

- Tu subtipo de impostor.
- Las formas en las que intentas probar tu competencia según tu subtipo.
- Cómo «funciona» lo anterior y cuáles son los efectos no deseados.

3
NO EXISTE UNA CURA (PERO SÍ UNA ALTERNATIVA)

> He escrito 11 libros, pero cada vez que termino uno, pienso: «Uy, ahora sí se van a dar cuenta. Los he engañado a todos y me van a descubrir».
>
> MAYA ANGELOU

Se me ocurrió una idea para un panel de discusión que podría presentarse en una conferencia profesional a la que asisto todos los años. Quería reunir a mujeres destacadas y exitosas para que hablaran sobre sus experiencias con el síndrome del impostor (eso fue antes de entender que no deberíamos llamarlo un «síndrome»). Más que nada, quería demostrar cómo habíamos utilizado la ACT para vivir con valentía a pesar de sentirnos como impostoras, con la esperanza de inspirar a otras a hacer lo mismo. Logré que participaran en el panel la doctora Janina Scarlet, de quien leíste en el capítulo anterior; la doctora Lisa Coyne, una prolífica autora y presidenta de la organización profesional que condujo la conferencia; la doctora Miranda Morris, una empresaria exitosa y la presidenta electa; y la doctora Debbie Sorensen, quien tiene un doctorado en Harvard y es cofundadora y copresentadora de nuestro pódcast *Psychologists Off the Clock*. El resultado fue una de las conferencias más poderosas que haya presenciado. Estas mujeres se abrieron ante cientos de asistentes, en cámara (la conferencia fue virtual) y, entre lágrimas, compartieron sus historias sobre cómo se sentían profundamente insuficientes. La respuesta de la audiencia fue arrolladora; la mayoría de los comentarios fueron algo como «No puedo creer que incluso tú te sientas así; si puedes sentirlo y aun así hacer cosas grandiosas que te importan, quizás yo también pueda». Misión cumplida.

Poco después de la conferencia, recibí un correo electrónico del pódcast *Art of Charm* porque los presentadores querían invitarme a platicar sobre el síndrome del impostor. Todavía no conocía a Michael (también te platiqué de él en el capítulo anterior; trabaja en *Art of Charm*) ni había escuchado sobre el programa, y no tenía idea de cómo me habían encontrado. Según la invitación, sus invitados pasados incluían a Kobe Bryant, Dan Harris, Gretchen Rubin, Adam Grant y Sugar Ray Leonard, y en ese entonces tenían más de *cien millones* de descargas.

Mientras leía la invitación, mi corazón se aceleró y mi rostro entró en calor. La voz de mi impostora entró en escena: «Esto debe ser un error o una estafa. ¿Cómo es que me conocen? No soy nadie. En definitiva, no soy una experta en el síndrome del impostor y no estoy segura de que deba hacer esto. ¿Qué tal que lo hago y se dan cuenta de que no sé tanto como creen?».

Resulta que *Art of Charm* me encontró debido al panel de la conferencia; Michael había asistido y quedó tan impresionado con la plática que me sugirió como invitada. Yo era la moderadora del panel y hablé solo durante los primeros diez minutos para presentar el concepto del *fenómeno del impostor* y los cinco subtipos de los que leíste en el capítulo 2. Entendía por qué Michael pensó que sabía sobre el tema, pero esa información provenía del trabajo de otras personas. Por supuesto, esto me hizo sentir como una verdadera impostora: «*Art of Charm* debería entrevistarlos a *ellos* no a *mí*».

A pesar de la inseguridad y miedo intensos, acepté la invitación. No era una experta en el síndrome del impostor (aún no lo soy), pero tenía un doctorado en Psicología Clínica de uno de los mejores programas y era experta en ansiedad, lo cual es sin duda parte del complejo del impostor, así como en ACT, la terapia que utilizaba para ayudar a mis pacientes y lectores en sus experiencias con el fenómeno. También copresentaba un pódcast y había sido invitada a otros 15 para hablar sobre mi libro *Be Mighty* (Sé poderoso), así que sabía una que otra cosa sobre el campo de los pódcast. En otras palabras, no lo sabía todo, pero sí lo suficiente. Como mínimo, sabía cómo prepararme para una entrevista a fin de poder hablar sobre el tema con inteligencia durante una hora. Sin embargo, ni un doctorado, ni haber estado en otros 15 programas, ni mi experiencia en ansiedad y en ACT, y tampoco copresentar un reconocido pódcast propio eran suficiente para curar mis miedos de impostora.

Durante la entrevista, uno de los presentadores del pódcast me preguntó sobre el otro 30% de la población que no experimenta el complejo del impostor, y en broma respondí que Donald Trump era un perfecto ejemplo de ese grupo. Cuando escuché el episodio, noté que cortaron la parte en la que hablaba de Trump y, ahora que lo analizo, puedo entender que lo hicieron para garantizar que ninguno de los escuchas se sintiera ofendido. Al tener un público tan amplio, es seguro que una fracción era partidaria de Trump, aunque yo no lo fuera. El área primigenia de mi cerebro que representa la parte de mí que no quiere que la expulsen del club meditó sobre ese único aspecto y excluyó el resto de la entrevista, como quien escucha un disco rayado. Mis pensamientos sonaban así: «¿Ya viste? Sabía que no estaría a la altura de un pódcast con millones de descargas. Tendría que haberlo sabido».

Una vez que el disco dejó de repetirse, mi cerebro comenzó a preocuparse por haberme enfocado demasiado en mujeres y minorías cuando era probable que entre su público predominaran hombres blancos, así que reproduje un nuevo disco rayado: «¿Por qué no les preguntaste sobre su público? Eres una total aficionada. Debiste haberte preparado mejor».

Un día, le pregunté a Michael cuántas veces se había descargado el episodio, para ver si podía incluirlo en unos discursos que estaba preparando, a lo que respondió: «Alrededor de 60 000 veces en la primera semana, que es una cantidad aceptable». Me quedé prendada del tono que usó en la palabra «aceptable», el cual mi cerebro interpretó como «Tu episodio fue impopular y patético. Me arrepiento de haberte dado una oportunidad». Más adelante, Michael me dijo que el episodio fue el quinto más popular de *Art of Charm* en 2020. *Art of Charm* es un pódcast semanal, lo que significa que mi episodio estaba entre el 10% de los favoritos. Mi mente racional decía: «Oye, estar entre el 10% no es nada despreciable», pero mi impostora interior sigue deseando poder hacer una segunda toma.

COMPLEJO DEL IMPOSTOR Y ÉXITO

El complejo del impostor es común entre personas triunfadoras y es posible incluso que esté relacionado con el éxito.[1] Lo irónico es que mientras más logramos, más tendencia tenemos a experimentarlo. Si observas tu historia personal, es probable que se vea como una pintura de Escher: ascender por la escalera del éxito causa la sensación de estar más lejos de la cima o de sentir que lo lograste, lo cual no tiene sentido. Agregar más a nuestro portafolio o currículum debería remover sistemáticamente el miedo a ser descubiertos, ¿no? Si adquirimos mayor conocimiento y experiencia conforme vamos acumulando logros, lo lógico sería sentirnos menos farsantes.

Por otro lado, tiene todo el sentido del mundo. Mientras más alto ascendemos, más esperamos saber. Si nunca has dirigido una organización, tienes permitido no saber todo sobre ser presidente. Pero, si eres la principal persona al mando, ¡es mejor que te pongas al corriente! Ahora, la cantidad de conocimiento que tienes como persona de alto rango (la cual podría parecer que no es superior a la que tenías cuando empezaste) no cuenta mucho, y se espera que, conforme asciendas, sepas cada vez más. Como lo explica la experta en complejo del impostor, Valerie Young, «El éxito solo lo empeora porque ahora tienes una reputación que defender».[2]

Aunque se ha teorizado que las experiencias impostoras empeoran con el éxito, las investigaciones recientes sobre la relación entre el éxito y el complejo del impostor no son del todo claras. Parece que el hecho de que el complejo disminuya, permanezca igual o empeore con el éxito depende de múltiples factores contextuales; por ejemplo, es más probable que con el tiempo se validen las experiencias laborales y estilo de liderazgo de los hombres,[3] lo que mejora su confianza y reduce su inseguridad. Por otro lado, las mujeres, en especial las madres, las mujeres *queer,* las racializadas y las que viven con discapacidades,[4] son frecuentemente cuestionadas respecto a su competencia, aportaciones y estilo de liderazgo, lo cual puede erosionar la confianza y ocasionar que las mujeres profesionales pongan en duda su éxito a pesar de sus logros. Es interesante observar que las niñas y mujeres que asisten a instituciones exclusivas de su género, y que los estudiantes afrodescendientes que asisten a universidades con tradición históricamente negra tienden a tener mayores niveles de confianza que los que asistieron a escuelas mixtas o con diversidad racial, respectivamente.[5] Jamil, el médico que conociste en el capítulo 2, me contó que su complejo del impostor mejoró con el éxito, y lo atribuía al hecho de haber estudiado y trabajado en entornos académicos y profesionales en los que el mensaje dominante era «Este es un lugar prestigioso; si estás aquí, es porque lo mereces».

EL CICLO DEL COMPLEJO DEL IMPOSTOR

Las experiencias detonan emociones (algunas nos agradan; otras, no), y querer sentir más o menos de ellas tendrá un impacto en nuestra conducta, la cual, a su vez, impactará en cómo nos sentimos. A esto, los psicólogos lo llaman *aprendizaje por refuerzo*. Podemos comenzar a comprender cómo se desarrollan los sentimientos del impostor a pesar de los logros acumulados si miramos a través de una lente de aprendizaje por refuerzo tanto positivo como negativo.

Para comenzar, quiero aclarar una confusión común que existe entre los términos, especialmente el de *refuerzo negativo*. Con frecuencia escucho que las personas llaman a un padre que le grita a su hijo un ejemplo de *refuerzo negativo*: «Le gritó a su hijo y eso provocó que se portara peor, porque recibir atención negativa es mejor que no recibir ninguna». En realidad, este es un ejemplo de refuerzo positivo. Las palabras «positivo» y «negativo» no significan «agradable» y «desagradable», respectivamente; más bien, indican si se está agregando (positivo) o eliminando (negativo) algo. «Refuerzo» significa «una consecuencia que provoca un aumento en el comportamiento», así que el ejemplo anterior se trata de un refuerzo positivo porque agregar atención (aunque sean gritos de enojo) aumenta la conducta no deseada. Si gritar «funciona» para reducir la conducta, entonces se trata de un ejemplo de castigo positivo: agregar gritos (positivo) disminuye la conducta (castigo).

Será fácil para los padres imaginar lo siguiente: tu hijo está haciendo berrinche en el supermercado porque quiere un dulce. Es muy ruidoso y te sientes avergonzado, así que le das el condenado dulce. ¡Tarán! Deja de llorar y todos felices. La siguiente vez que vas a la tienda, ¿crees que será más o menos probable que tu hijo haga un berrinche?, ¿será más o menos probable que le des lo que quiere? Ambas opciones son más probables. Darle a tu hijo el dulce que quiere es un ejemplo de refuerzo positivo de su conducta porque estás agregando algo (el dulce) que aumenta la probabilidad de que *su* conducta (hacer berrinche) se repita. También es un ejemplo de refuerzo negativo de *tu* conducta: eliminar algo (el berrinche ruidoso y vergonzoso) hace que sea más probable que hagas lo mismo (darle el dulce) la próxima ocasión.

El refuerzo negativo y positivo puede explicar mucho de nuestra conducta, como por qué procrastinas, por ejemplo. Darte permiso de posponer una tarea aversiva *elimina* (negativo) las sensaciones de temor o ansiedad, y ese alivio aumenta la probabilidad (refuerzo) de que lo repitas la siguiente vez que tengas que realizar una tarea aversiva. Por supuesto que la eliminación del temor o de la ansiedad es solo temporal porque la tarea sigue esperando a que la completes y posiblemente tengas menos tiempo para hacerla (si es que tiene una fecha límite), lo cual, al final, aumenta el temor y la ansiedad. ¿Qué deberías hacer ahora? Algo que aprendiste de la experiencia es que la procrastinación «funciona», ya que la última vez que la aplicaste, el temor y la ansiedad desaparecieron por un momento, así que es más probable que la repitas.

Beber alcohol, consumir drogas, ir de compras, apostar y comer en exceso pueden entenderse desde el lente del refuerzo tanto positivo como negativo: algo que se agrega (dopamina u otros químicos o neurotransmisores de «bienestar») y algo que se elimina (aburrimiento, ansiedad u otra experiencia interna compleja). Este inconveniente del doble refuerzo facilita que entendamos por qué es tan difícil modificar la conducta.

Es posible comprender el complejo del impostor de manera similar. Algunas personas responden a los sentimientos de impostor subiéndose a la rueda del logro constante y otros, evitando tareas desafiantes. Podemos comprender estas conductas aparentemente opuestas a través del aprendizaje por refuerzo.

Los logros, como completar otra licenciatura o aceptar un ascenso, agregan algo (orgullo, satisfacción, una sensación de competencia) que aumenta la probabilidad de que sigamos consiguiendo logros (refuerzo positivo) al mismo tiempo que elimina de nosotros las sensaciones de insuficiencia o fraudulencia, lo que también aumentará la probabilidad de que sigamos acumulando logros (refuerzo negativo). En otras palabras, mientras más ascendemos, más necesitamos seguir subiendo para sentirnos mejor. El ciclo luce más o menos así:

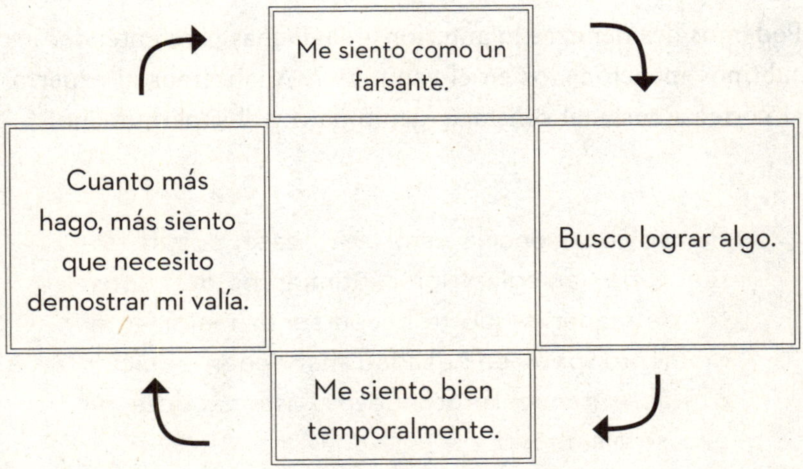

Asimismo, *evitar* las tareas desafiantes que detonan el miedo a ser señalados como farsantes elimina temporalmente los sentimientos de inseguridad y ansiedad (negativo), lo que aumenta la probabilidad de que continuemos evitando aceptar retos (refuerzo). Ese ciclo luce así:

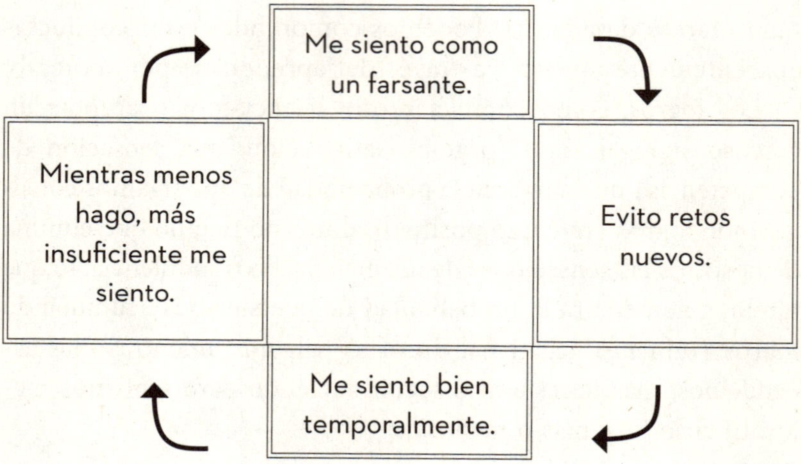

Podemos desmenuzar lo anterior todavía más para entender los subtipos mencionados en el capítulo 2. Analicemos al experto, al perfeccionista, al solista, al genio nato y al superhumano.

> Piensa cómo encaja esto en tu caso. ¿Estás tratando de «arreglar» los sentimientos de impostor de maneras que te hacen sentir mejor en el momento, pero en realidad mantienen el ciclo? ¿Estás evitando retos nuevos, esforzándote en exceso o ambos?

El experto

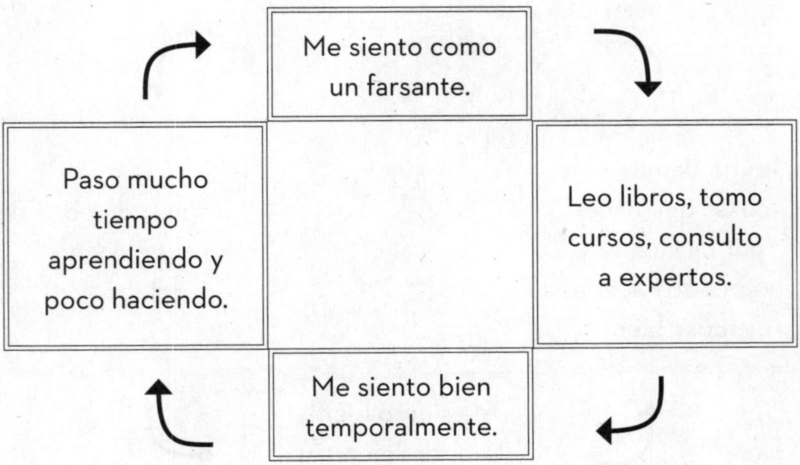

El perfeccionista

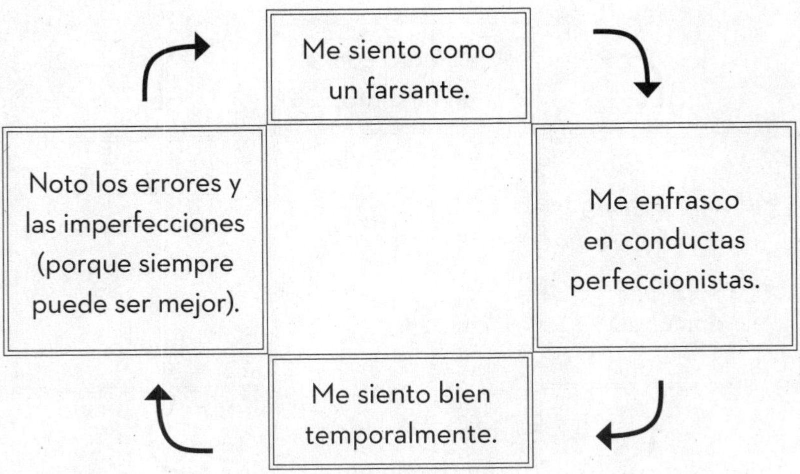

El solista

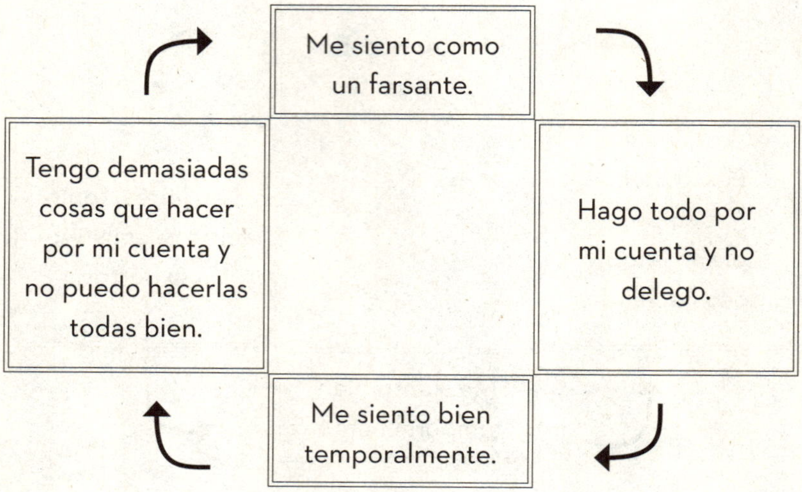

El genio nato

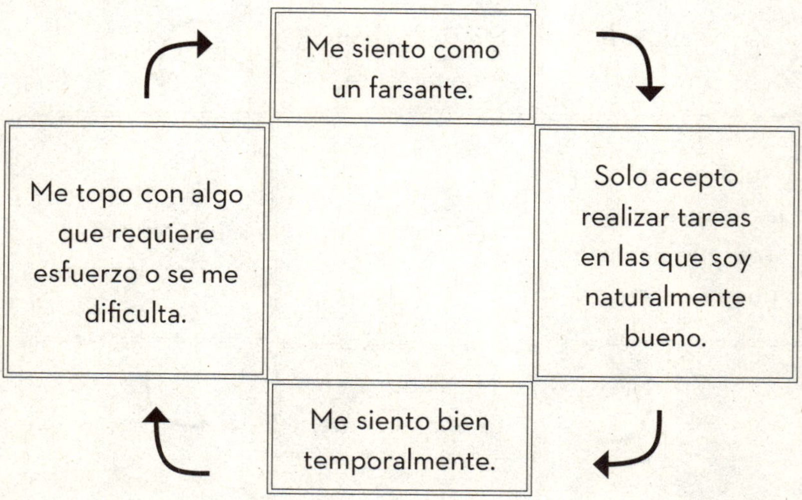

El superhumano

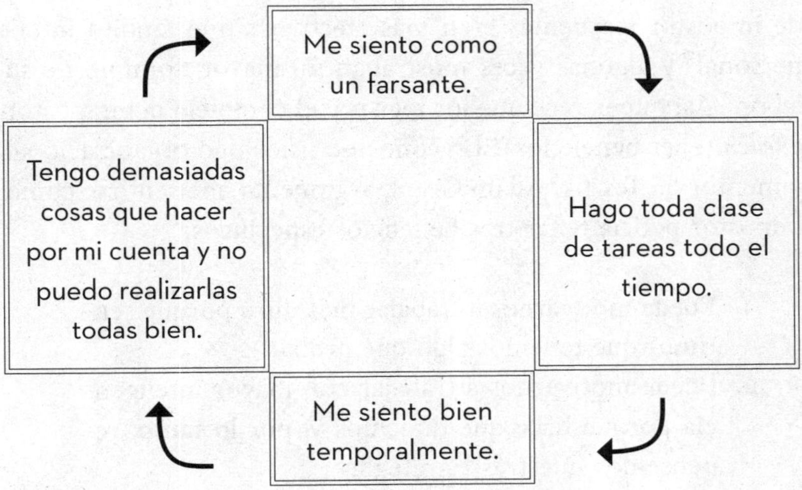

¿El complejo del impostor es realmente malo?

Los ciclos demuestran que mientras más logremos o evitemos, más necesitamos lograr y evitar. Evitar retos nuevos tiene una desventaja clara: se sacrifica el crecimiento y el estancamiento toma su lugar, pero ¿acumular logros porque nos sentimos como impostores es de verdad malo? En su último libro *¿Por qué tantos hombres incompetentes se convierten en líderes? (Y cómo evitarlo)*, Tomas Chamorro-Premuzic argumenta que muchos de los líderes principales del mundo son triunfadores porque son su peor crítico, y su incesante búsqueda de la excelencia es la que los motiva a cerrar la grieta entre el lugar donde creen encontrarse y donde quieren estar.[6] Quizás sus aportaciones no existirían si no fuera por un ligero complejo del impostor.

La profesora del Instituto Tecnológico de Massachussets (MIT) Basima Tewfik explica que el fenómeno del impostor no es uniformemente perjudicial. En una serie de estudios bien diseñados, halló que las personas triunfadoras con pensamientos de impostor frecuentes eran más efectivos en el ámbito interpersonal[7] y algunas veces mostraban un mayor dominio de su labor.[8] Así que parece que los logros y el complejo del impostor *pueden* tener beneficios. El reconocido psicólogo organizacional y mentor de Tewfik, Adam Grant, argumenta que sentirse como impostor podría tener tres beneficios específicos:[9]

1. Puede motivarnos a trabajar más duro porque sentimos que tenemos algo que probar.
2. Puede motivarnos a trabajar con mayor inteligencia porque hace que dudemos y, por lo tanto, repensemos nuestras estrategias.
3. Nos hace mejores aprendices y líderes porque la duda nos lleva a buscar ideas y segundas opiniones de otros.

Sin embargo, Tewfik menciona que los pensamientos de impostor que generan resultados beneficiosos son un *mecanismo de defensa*; en otras palabras, las personas que temen ser señaladas como incompetentes intentan salvaguardar su disminuida autoestima mediante un enfoque centrado en los demás («Me siento ansioso por mi falta de competencia, así que voy a compensarlo siendo agradable»).

Romper el ciclo con la flexibilidad psicológica

¿El complejo del impostor y los logros son algo bueno o son problemas? *Depende*. Depende del propósito de tu conducta. ¿Estás en busca de estudios universitarios, ascensos, reconocimientos y otros logros solo para ahuyentar tu complejo del impostor?

¿Aceptas escribir otro artículo o dar una plática más porque piensas que es el paso que finalmente te llevará a sentirte competente y legitimado? ¿Te enfocas demasiado en lo que los demás piensan, y obtener logros es cada vez más un intento por reafirmar tu autoestima al impresionar a aquellos que crees que te están evaluando? ¿O estás obteniendo logros porque te interesan las acciones atrevidas (lo que Tara Mohr llama «jugar a lo grande»[10])? Yo lo veo como vivir a lo grande en comparación con vivir a medias, como las barras de dulce. En Halloween, todos conocen la casa que regala las barras de dulce grandes (y por lo general solo hay una, si no es que ninguna). Lo grande es emocionante, algunas veces sorprendente o inesperado, y quizás incluso un poco prohibido.

No acepté la invitación del pódcast *Art of Charm* porque pensara que finalmente se curaría mi complejo del impostor (*spoiler*: no fue así), sino porque quería experimentar vivir a lo grande Y quiero aplicar el mismo enfoque a este libro. A decir verdad, mientras trabajo en él, escucho un conocido murmullo al fondo: «¿Quién te crees que eres para escribir este libro?». La voz es constante, pero escribir el libro es importante para mí, pues compartir ideas respaldadas por la ciencia para ayudar a las personas a prosperar es mi misión profesional. Así que, aunque no tengo idea del recibimiento que tendrá el libro (temo que a nadie le guste o lo lea), de todas formas, decido escribirlo con el propósito de tener una vida profesional a lo grande.

Cuando hablo de vivir a lo grande, en realidad hablo de *flexibilidad psicológica,* que es nuestra capacidad para comprometernos plenamente con cada momento presente, conscientes y abiertos a todos nuestros pensamientos, emociones, sensaciones físicas y deseos, así como para tomar decisiones conscientes y deliberadas en pro de lo que en verdad nos importa.[11]

En los últimos años, explotaron las investigaciones que demuestran que la flexibilidad psicológica es uno de los indicadores más sólidos de nuestra salud y bienestar generales. Quienes son más flexibles manejan mejor el humor, la ansiedad, el pánico, la imagen corporal, el peso, las relaciones interpersonales, el dolor crónico, el dolor agudo, las migrañas, el cáncer, el dejar de fumar, la psicosis, el acúfeno y más.[12] La *inflexibilidad psicológica* es lo que somos cuando nos ocultamos y vamos por la vida en piloto automático en nuestras zonas de confort (o cuando recreamos nuestros mecanismos de defensa). En ciertas ocasiones, la zona de confort no es tan mala, puesto que descansar es importante. ¿A quién no le gusta pasar una noche en su sillón con una taza de té caliente y una suave cobija viendo su programa de televisión favorito en lugar de tener que estar «en» una conferencia o evento de *networking* profesional? Sin embargo, la magia nunca sucede en la zona de confort, y definitivamente no es un lugar en el que podemos crecer.

Es importante destacar que la flexibilidad psicológica se trata por completo de *elecciones*. Cada momento preciado ofrece una oportunidad para elegir, y si eliges conscientemente la zona de confort como una forma de autocuidado basada en los valores en lugar de una vía para huir del dolor, esa elección es psicológicamente flexible.

Entonces, ¿cuál es el veredicto?, ¿acumular logros es bueno o malo? Depende de si quieres conseguir algo ejerciendo la flexibilidad psicológica (ir a lo grande, incluso si sientes inseguridad y miedo con el propósito de hacer lo que de verdad te importa) o la inflexibilidad psicológica (esforzarte en exceso para tratar de curar el complejo del impostor o escapar de él).

LA REGLAS SE CREARON PARA ROMPERSE

La inflexibilidad psicológica se origina con el lenguaje,[13] específicamente a partir de una dependencia excesiva de este y lo que nos decimos (como reglas, razones, justificaciones, suposiciones, juicios y predicciones), con excepción de experiencias personales directas. Déjame contarte una historia corta sobre Twitter (ahora X). Conoces cómo funciona la red: el hábito de leer malas noticias satisface la ansiedad y al mismo tiempo te hace odiar todo. Es uno de los tantos lugares donde se supone que los profesionales creativos pasan el rato «construyendo sus plataformas». ¡Puf! Estaba escribiendo mi biografía para Twitter cuando pensé «Pon "escritora"», a lo cual le siguió inmediatamente: «¿Qué? No eres *escritora*; no puedes poner eso». Pero, lector, estaba registrándome en Twitter porque me estaba preparando para el próximo *lanzamiento de mi segundo libro*.

En este ejemplo, mi mente me decía (a saber, el lenguaje) que no podía poner «escritora» en mi biografía porque no era una de verdad, sino una farsante, pero no había nada en mi experiencia para respaldar esta afirmación. El miedo de que me señalaran era solo una historia que me estaba contando (historia = lenguaje). Cuando tecleé «escritora» en mi biografía, adivina cuántos policías de Twitter vinieron a arrestarme. Exacto: cero. Todos sabemos que hay troles en internet que encuentran nuestros botones más sensibles y los presionan, y mi mente también tenía una historia sobre lo catastrófico que sería y lo mal preparada que estaría para enfrentarlo. Se trataba del *sesgo cognitivo de negatividad* en todo su esplendor.[14] Esto es, los humanos estamos programados para sobreestimar las amenazas y subestimar nuestra capacidad para enfrentarlas, lo cual resultaba útil para los humanos prehistóricos, quienes tenían que escapar de los canguros asesinos, pero ya no es necesaria en la era moderna. Sin embargo, los estudios de neuroimagen muestran que el cerebro se ilumina y activa mucho más con las emociones negativas (como el miedo, la ira, el asco y la tristeza) que con las positivas (como la felicidad).[15] ¿Pero sabes lo que me dice mi experiencia? He tenido uno o dos comentarios negativos sobre mis libros y aquí sigo, todavía de pie y escribiendo. Es posible que mi mente me diga: «Detente. No corras el riesgo», pero mi experiencia me dice que lo malo generalmente no ocurre y aunque suceda, no será tan terrible y podré superarlo.

Nuestras mentes son extremadamente versadas en tratar de protegernos de la humillación, el rechazo o el fracaso. Nos dice que somos impostores o farsantes a punto de ser descubiertos, por lo que nuestras acciones se encaminan a evitar que este temido resultado ocurra, pero cuando escuchamos sus advertencias como si fueran Verdades (con «V» mayúscula), renunciamos a vivir a lo grande y terminamos viviendo a medias (lo cual no es nada divertido), o nos partimos el lomo para probar nuestra legitimidad y terminamos agotados y sintiéndonos miserables. Tampoco permitimos que nuestra experiencia le demuestre a nuestra mente lo equivocada que puede estar, que *1)* las catástrofes no suceden tan seguido como nuestra mente lo predice, *2)* incluso cuando suceden, por lo general, no son tan malas como imaginamos y *3)* podemos manejarlas con mucha más eficacia de la que asume nuestra mente. Las predicciones, imaginaciones y suposiciones son todas ejemplos de «usos del lenguaje» que nos mantienen estancados.

Cuando nuestra mente no para (¿conoces esas horribles espirales que les encantan?), con frecuencia tenemos emociones y sensaciones físicas que son tan dolorosas como las propias historias. No sé tú, pero yo prefiero no sentirme aterrada o llena de dudas. Los intentos por evitar esos complicados sentimientos a costa de ir en busca de lo que realmente nos importa también crean inflexibilidad psicológica. Básicamente, en los momentos decisivos, somos psicológicamente inflexibles cuando escuchamos a nuestra mente y huimos de nuestras emociones a fin de evitar el resultado al que tememos, sin considerar a la persona que realmente queremos ser o la vida que de verdad deseamos tener. Vivimos a medias y no a lo grande.

Piensa en una meta, un sueño o una aspiración que tengas (o que hayas tenido y a la que hayas renunciado). Si te digo «toma una medida concreta el día de hoy para moverte en esa dirección y hacerlo realidad», ¿qué te ocurre?, ¿cómo te sientes física y emocionalmente?, ¿qué te dice tu mente? Tal vez te dice que no tienes lo que se requiere todavía y deberías postergarlo hasta que sepas más y te sientas seguro; o quizás te diga que si das un paso, debes jugártelo todo, y no estás seguro de estar preparado para todo eso. Lo que sea que se presente, tus respuestas son la primera clave de cómo tu lenguaje (reglas, razones, justificaciones, suposiciones, juicios, predicciones) y el deseo de evitar la incomodidad podrían mantenerte estancado. Nuestras mentes y cuerpos pueden ser odiosamente convincentes.

Lo que vas a aprender en los siguientes capítulos es cómo cambiar tu *relación* con estas experiencias internas (pensamientos, emociones, sensaciones físicas, ansias) para que ya no estorben y puedas tener la carrera (y vida) que deseas. Lo que no vas a aprender es a cambiar, controlar y reducir esas experiencias internas, ya que este no es un libro sobre pensamiento positivo ni para curar la ansiedad, eliminar la inseguridad, creer en ti mismo o desarrollar tu autoestima y confianza. Si tuviera la clave para todo eso, te prometo que la compartiría contigo, pero este no es el caso. Recuerda que la flexibilidad psicológica se trata de ser consciente y abierto a *todas* las experiencias internas, plenamente y sin defensa, lo que significa que el propósito no es cambiarlas, sino permitirles que sean como ya son. Hablaremos mucho más sobre esto en el capítulo 9. La razón por la que lo menciono aquí es porque quiero ser clara sobre lo que significa ser psicológicamente flexible, ya que el propósito primordial de este libro es desarrollar esta habilidad. Además, supongo que ya has intentado pensar positivamente y mejorar tu autoestima y confianza, pero no ha funcionado como quisieras.

No estás solo ni lo estás haciendo de forma incorrecta. Los consejos psicológicos que antes indicaban que el único camino para llegar al éxito era cambiando tus pensamientos y emociones ya están obsoletos. Las investigaciones contemporáneas han hallado que eso no funciona y a menudo es contraproducente.[16] En la parte II, que viene a continuación, aprenderás una nueva forma, respaldada por la ciencia, de relacionarte con las experiencias internas para que ya no te detengan. He estado cultivando la flexibilidad psicológica en mi propia vida por veinte años y estoy segura de que me ha permitido prosperar, incluso cuando sentía que la situación era imposible o devastadora. El primer paso es expandir tu conciencia sobre lo que está obstaculizando tu camino.

Resumen: Qué debes saber

- No es posible escapar del complejo del impostor: mientras más alto asciendas, más se espera que sepas.
- El complejo del impostor se mantiene mediante un ciclo de aprendizaje por refuerzo.
- Podemos romper el ciclo si nos volvemos más flexibles psicológicamente: basta abrirnos a todas las experiencias internas y tomar decisiones con base en valores.
- La inflexibilidad psicológica se da cuando nos enganchamos con el lenguaje y evitamos la incomodidad.
- No necesitamos cambiar nuestros pensamientos y sentimientos, sino nuestra relación con ellos.

Trabajo: Qué hacer

En un diario, en tu computadora o en los márgenes del libro, anota lo siguiente:

- Tu ciclo del impostor (con o sin subtipo).
- Ejemplos de tu propia inflexibilidad psicológica: ¿qué sentimientos (emociones, sensaciones, ansias) tiendes a evitar más?, ¿de qué forma escuchar reglas, razones, justificaciones, suposiciones, juicios o predicciones te mantienen estancado (ya sea evitando o trabajando en exceso)?

PARTE II

EVOLUCIONAR

4
DESACTIVAR EL PILOTO AUTOMÁTICO. EL DON DE LA PRESENCIA

La libertad es la capacidad de las personas para reconocer que ellas son quienes deciden, de hacer una pausa entre el estímulo y la respuesta y, así, ejercer su influencia, por sutil que sea, en favor de una respuesta particular entre múltiples alternativas.

ROLLO MAY

En *Pulp Fiction*, se eliminó una escena en la que Mia Wallace le pregunta a Vincent Vega «¿Escuchas o esperas a poder hablar?», a lo que Vincent responde «Debo admitir que espero a poder hablar, pero estoy haciendo un esfuerzo por escuchar más». Digan lo que digan de las películas de Tarantino, el hombre sabe cómo escribir un diálogo. Cuando Tarantino escribió esta escena puso el dedo en la llaga de la conducta humana. Si somos honestos, ¿no somos todos un poco como Vincent Vega? En lugar de sintonizarnos en el momento presente, nos adelantamos a pensar en lo que sigue; después, repasamos cada detalle de la conversación y nos culpamos por lo que dijimos o no dijimos, lo que nos lleva a perdernos el momento porque viajamos al futuro y al pasado.

La capacidad de retroceder y adelantar por cognición es exclusivamente humana y puede ser útil. Recuerda que las obras de tránsito de ayer evitarán que llegues tarde hoy cuando elijas una ruta alternativa. Pensar de antemano en la fecha límite del proyecto de la semana entrante te ayudará a garantizar que produzcas tus entregas a tiempo, pero desde aquí también el lenguaje puede generar inflexibilidad psicológica. Cavilar sobre el dolor que experimentaste en tu última relación puede ocasionar que te cierres en la siguiente (o que evites la relaciones por completo), incluso si la conexión y la intimidad son importantes para ti. Preocuparte por la posibilidad de ser señalado como un farsante incompetente si te cambias a un sector nuevo puede mantener tus pies anclados en el mismo lugar, lo que deriva en estancamiento, incluso si el crecimiento profesional es algo que valoras profundamente.

Entonces, ¿cómo sopesamos y equilibramos los beneficios y peligros del viaje cognitivo en el tiempo? A través de la *conciencia* y la *decisión*.

SU ATENCIÓN, POR FAVOR

Los humanos toman alrededor de 35 000 decisiones al día,[1] la gran mayoría de las cuales ocurren en piloto automático.[2] Agradece a las estrellas en el cielo por el piloto automático. ¿Te imaginas si tuviéramos que reflexionar sobre 35 000 decisiones todos los días? La capacidad y duración de nuestra habilidad para poner atención al torrente de estímulos sensoriales en nuestro entorno está limitada, por lo que nuestro cerebro está diseñado para ser selectivo.[3] El proceso de atención selectiva nos permite enfocarnos en un estímulo particular al tiempo que filtramos y descartamos detalles irrelevantes. De este modo, puedes leer con atención en el transporte mientras ignoras las miradas, los sonidos y los movimientos de otros pasajeros.

Existen varios modelos de atención selectiva, y algunos indican que escaneamos y nos centramos en lo que importa,[4] mientras que otros proponen que filtramos y descartamos lo irrelevante.[5] Si bien esta habilidad evita que recibamos un exceso de estímulos, también nos roba experiencias significativas y alegres cuando el cerebro decide lo que importa en función del lenguaje. Cuando interpretamos equivocadamente (interpretaciones = lenguaje) que un contexto es peligroso (ya sea física o socialmente), nuestra atención se desvía hacia la amenaza percibida y excluye otras cuestiones.[6] Esto, por supuesto, nos mantiene a salvo cuando la amenaza es real. ¿Un ladrón armado irrumpe en el banco? Tírate pecho tierra. ¿A quién le importa lo bonito del arte en el techo o el perfume que usa la cajera? Pero ¿qué sucede si la amenaza no es real?

En el especial de Netflix, *La llamada de la valentía,* Brené Brown cuenta la historia sobre una tarde en la que fue a nadar con su esposo, Steve, mientras vacacionaban en el lago Travis.[7] Estaba por completo sintonizada con el momento presente y le comentó a Steve que se sentía profundamente conectada con él. ¿Cuál fue su respuesta? «Sí, el agua está buena». Ella detectó una amenaza y su mente generó razones basadas en el lenguaje para explicarse por qué su esposo le estaba «dando el avión»: estaba envejeciendo, su cuerpo ya no era atractivo y él ya no estaba interesado en ella.

Tras aprender algunas cuestiones durante sus años como investigadora sobre la vergüenza y la vulnerabilidad, Brené manejó la situación de manera espectacular observando sus pensamientos, conectando con sus sentimientos y eligiendo tener una conversación a corazón abierto. Sin embargo, basándose en su experiencia de años anteriores, compartió desde el escenario de Netflix cómo *habría* respondido en piloto automático, o sea, desde una perspectiva de amenaza percibida. Lo describió de la siguiente manera:

> Voy a enojarme completamente, llegaré al muelle primero, alimentada solo por la ira y la furia, subiremos, nos secaremos y él dirá: «Amor, ¿qué hay de desayunar?». Y le diré: «No sé, cariño, déjame preguntarle al hada del desayuno [...]. Lo siento, Steve, olvidé cómo funciona en las vacaciones, yo estoy a cargo del desayuno, y el almuerzo y la cena, y de empacar y desempacar, y de la ropa y el protector solar y las toallas y del repelente de insectos».

Cuando Steve respondió «Sí, el agua está buena», Brené percibió una amenaza: creyó que su esposo la estaba rechazando y sintió miedo, soledad y vergüenza, pero su interpretación era incorrecta. Resulta que Steve no estaba para nada rechazando ni juzgando a Brené, sino que estaba absorto en su propia experiencia interna de amenaza. Le contó que había estado luchando contra un ataque de pánico detonado por sus propias historias basadas en el lenguaje: le preocupaba ser un protector incompetente para ella y sus hijos. ¡La respuesta de Steve no tenía nada que ver con ella! Las historias en la mente de cada uno los habían enganchado por separado y la vergüenza los había secuestrado.

Cuando no se tiene *conciencia* de estas experiencias internas, no existe un espacio para elegir una respuesta basada en los valores, solo reacciones en bruto y piloto automático.

Brené eludió la confrontación del hada del desayuno usando una técnica de defusión (más sobre el tema en el capítulo 8) a la que llama su «frase mágica». Cuando Brené cacha que está usando suposiciones, predicciones y otro tipo de lenguaje inútil, dice: «La historia que me estoy contando es...». Prestar atención plena a sus experiencias internas amplía su conciencia y le brinda espacio para tomar una decisión más consciente sobre cómo proceder en lugar de simplemente reaccionar.

Lo anterior es el bloque principal para desarrollar la flexibilidad psicológica: *mindfulness*, la cual es nuestra capacidad para prestar atención de una forma específica, o sea con intención, en el presente y sin juicio.[8] En tiempos recientes, se han realizado amplios estudios sobre *mindfulness*, y las prácticas basadas en él muestran una reducción del estrés;[9] la presión arterial;[10] la angustia; la ansiedad; la depresión; la cavilación;[11] el dolor crónico;[12] los síntomas de psoriasis,[13] fibromialgia[14] y TDAH,[15] y el *burnout* entre los profesionales de la salud[16] y otros.

Los programas de *mindfulness* también han comenzado a permearse en el lugar de trabajo. Google, Aetna, el ejército estadounidense y programas de posgrado en Harvard y en la Universidad de California en Berkeley son solo algunas de las organizaciones que han implementado programas formales de capacitación en *mindfulness* para su personal y sus estudiantes.[17] Las investigaciones que se centran en los beneficios del *mindfulness* en el trabajo han descubierto mejoras en las relaciones sociales, la resiliencia, el rendimiento,[18] el compromiso[19] y el agotamiento emocional.[20] Richard J. Davidson y colegas descubrieron que aquellos con empleos muy estresantes experimentaron una mejora en su humor, su nivel de energía y en el funcionamiento del sistema inmune después de recibir una capacitación formal en *mindfulness*.[21]

Si bien las meditaciones guiadas o de posturas sentadas son una forma de practicar la atención plena, no son en absoluto la única y tampoco en las que nos enfocaremos en este libro. Considero el *mindfulness* como el tiempo entre presionar un detonador y la explosión de una bomba. Te explico lo que quiero decir.

La metáfora de la bomba

Visualiza un detonador, una espoleta y una bomba. La longitud de la espoleta determina cuánto tardará la bomba en explotar una vez que se haya presionado el detonador. Cuando reaccionamos en piloto automático (disculpa la mezcla de metáforas), en lugar de elegir racional y deliberadamente desde un lugar de conciencia, la espoleta es minúscula: se presiona el detonador y la bomba explota. Muchos factores pueden presionar nuestros detonadores: el rechazo (percibido o de otro tipo), la retroalimentación negativa, los retos con la crianza, el tráfico, la pandemia mundial, el estrés, la ansiedad, la incertidumbre y, por supuesto, el lenguaje, incluidos los pensamientos de impostor.

Para mí, la crítica es un gran detonante, y mi bomba con frecuencia explota rápido, lo que ocasiona que reaccione a la defensiva sin considerar el tipo de persona (pareja, colega, supervisor, etc.). Deseo estar en ese momento con apertura, receptividad, curiosidad y humildad porque prestar mayor atención plena (ser consciente del momento presente, incluidos nuestros pensamientos, emociones, sensaciones físicas y ansias, sin juicios) sirve para alargar la espoleta. Durante el espacio que hicimos, podemos sintonizar con cómo queremos responder en lugar de simplemente reaccionar con base en lo que estamos pensando y sintiendo. Sobre la marcha, las habilidades que adquirirás harán que sea más fácil desactivar la bomba, pero primero, la atención plena *crea el espacio* en el que podemos practicar esas habilidades y elegir respuestas nuevas.

Darle sentido

Mi forma favorita de estar presente es usando mis sentidos. Tómate un minuto ahora mismo para cerrar los ojos y simplemente escuchar. Escucha de verdad. Yo estoy reproduciendo música (de David Gray, uno de mis cantantes favoritos), pero cuando cierro los ojos y escucho de verdad, percibo el tictac del reloj, los ronquidos de mi perro y el borboteo de mi estómago, todos los ruidos de los que no era consciente antes. Ahora elige un objeto cercano y obsérvalo. Si por alguna razón estás en un lugar sin objetos, solo observa tu mano; obsérvala de verdad y nota los detalles.

Advierte también si tu mente divaga. Tal vez el sonido del aire acondicionado te recordó un viaje que hiciste a Oregón el año pasado cuando la temperatura llegó a unos inconcebibles 46 °C. Entonces, quizás tu mente se pregunte cuándo tendrás la oportunidad de visitar Oregón de nuevo y cuál sería la mejor temporada para experimentar el típico clima del noroeste del Pacífico; también es posible que ahora te preocupe el futuro impacto del cambio climático. ¡Guau, ahí está otra vez ese cerebro errante que viaja en el tiempo!

También nota la tendencia de la mente a juzgar: quizás etiquetes los sonidos del tráfico como «irritantes» o las pecas en tu mano como «horribles». Si tu mente está divagando o juzgando, no significa que estás haciendo mal la práctica de *mindfulness*. Aunque la definición del término incluye «enfocado en el presente» y «sin juicio», permanecer presente el 100% del tiempo y borrar los juicios es completamente imposible. Sin embargo, si logras detectar cuándo tu mente divaga o juzga, permites que los pensamientos pasen y sutilmente diriges tu atención de nuevo al presente, concentrándote en las cualidades objetivas que estas observando o escuchando; estás prestando atención plena. Regresar al presente y soltar el juicio una y otra vez es un proceso continuo. Puedes practicar ahora mismo, poniendo atención plena a los olores, los sabores y las texturas. Y para divertirte de verdad, trata de escribir con tu mano no dominante.

Si te estás preguntando cómo te puede ayudar con el complejo del impostor el producir algo que parecerá hecho por un niño de 4 años, te contesto que no lo hará; al menos no directamente, pero sí te ayudará a fortalecer tu músculo de *mindfulness*. Si te propones la meta de escalar el Everest cuando ni siquiera has caminado por la pista plana que está al fondo del parque de la colonia, no vas a viajar a Nepal este fin de semana y ni siquiera este año, sino que deberás entrenar, y mucho. De igual forma, si tienes la esperanza de adquirir habilidades para desarmar tus bombas, no puedes simplemente leer la definición de *mindfulness* y dejar de reaccionar por arte de magia. Tienes que entrenar, y mucho.

Usar tus sentidos para estar presente y soltar el juicio es una práctica de atención, y quiero que seas bueno observando. Conforme te vuelvas un mejor observador de lo que ves, escuchas, hueles, degustas y tocas, estarás mejor equipado para advertir lo que estás pensando y sintiendo. Expandir tu conciencia (también conocido como «alargar la espoleta») de los pensamientos y emociones que presionan tus detonadores (o los que surgen por la presión de desencadenantes externos) te coloca en la posición de elegir conscientemente tu respuesta en lugar de dejar que tu bomba explote. Pero eso es el Everest, así que a entrenar primero.

Comer con conciencia

Esta es una guía para desarrollar tu músculo de *mindfulness* mediante un ejercicio de alimentación que incluye practicar con tus cinco sentidos.

- Elige un alimento que te guste.
- Sostenlo en la palma de la mano y **obsérvalo** de verdad: color, forma, luz, sombra, etcétera (vista).
- Acércalo a la nariz y **huélelo** profundamente (olfato).
- Ponlo en tu boca, pero no lo muerdas. Dale vueltas de un lado a otro y advierte cómo se **siente** en tu boca y lengua (tacto).
- Observa cualquier cambio en la saliva y las ansias de morder.
- Mastícalo. Nota cómo se **siente** (tacto), escucha los **sonidos** que produce (oído) e identifica el **sabor** y los cambios en tu boca (gusto).
- Advierte el ansia o deseo de tragar (pero no lo hagas todavía).
- Trágalo y observa cada aspecto de esta experiencia.
- Identifica los juicios y las evaluaciones (probablemente sean positivos si eliges un alimento que te gusta).
- Repite el ejercicio con un alimento que no te guste.

DOLOR × PRESENCIA = LIBERTAD

Cuando era niña a principios de la década de los 80, odiaba la clase de Educación Física (o «Deportes», como solíamos llamarla). Gracias al programa de acondicionamiento físico para la juventud de John F. Kennedy, mi maestro de Educación Física, el señor Francoise, quien vestía *shorts* ajustados de poliéster, nos hacía practicar calistenia mientras reproducía un disco llamado *Chicken Fat* (Grasa de pollo) y la canción de dicho programa. La letra, escrita por Meredith Wilson, ordenaba a los niños hacer lagartijas cada mañana (no de vez en cuando), a quienes hacía referencia como «chicos débiles», y llamaba a la audiencia «grasa de pollo».[22]

Debido a que era una niña regordeta y mis papás me llamaban «panzona», hacer saltos de tijera mientras escuchaba «Chicken Fat» no era, obviamente, mi actividad favorita. Los grupos de tercero y cuarto grado tomaban la clase de Deportes juntos, por lo que mi grupo se formaba de un lado del gimnasio, justo frente a los niños más grandes del otro lado. En una ocasión, necesitaba en verdad ir al baño, así que alcé la mano y la mantuve así, pero el señor Francoise no me hizo caso. Al ser una «niña buena» que seguía la reglas, nunca se me ocurrió salir de la fila y acercarme a él (¡o simplemente correr al baño!), pues me daba mucho miedo meterme en problemas. Al final mi pequeña vejiga de 8 años no pudo contenerse más y, cuando menos me di cuenta, me encontraba parada en un charco con mis pantalones verde claro marca Healthtex, ahora de color verde oscuro en los lugares equivocados. Me sentí humillada.

Nunca iba a ser una atleta de clase mundial, pero hasta ese momento, disfrutaba de la actividad física tanto como cualquier otro niño de primaria. En la secundaria, la pubertad, combinada con vestidores grupales, convirtió la clase de deportes en una pesadilla. Esto, aunado a que no tenía suficiente fuerza en la parte superior del cuerpo para subir las cuerdas o completar la suspensión con brazos flexionados durante la Presidential Physical Fitness Test (Prueba de Acondicionamiento Físico Presidencial) —y que la única vez que hice trampa en mi vida fue cuando terminé la cerrera de 1.6 km una vuelta antes de lo debido—, causó que, a la edad de 12, ya hubiera desarrollado una gran aversión al ejercicio.

Cuando comencé a ejercitarme en la adultez, cada clase de aerobics con banco, entrenamiento de levantamiento de pesas, caminata o carrera en la caminadora, o sesión en la bicicleta fija estaba acompañada de pensamientos como «Esto es horrible; lo detesto tanto; estoy sudando la gota gorda y no puedo respirar. ¿Cuándo va a terminar? Mis piernas están cansadas. No entiendo cómo a la gente le puede gustar el ejercicio; es insoportable. Soy malísima para esto; nunca podré mantener este hábito. Al diablo con todos los que me hacen pensar que tengo que hacer esto para estar más delgada». Juicio, juicio, juicio y más juicio.

Cuando aprendí sobre *mindfulness*, comencé a practicarlo mientras hacía ejercicio prestando atención sin juicio a las sensaciones en mis músculos, observando *sin juicio* cómo mi respiración entraba y salía de mi cuerpo (su frecuencia, ritmo y sonido) y observando con curiosidad y *sin juicio* las partes de mi cuerpo que se movían en conjunto, y algo milagroso ocurrió. No, no me enamoré perdidamente del ejercicio y no me inscribí a una carrera Ironman, pero dejé de odiarlo tanto, y se convirtió solo en eso, ejercicio. Dejé de lado todas las etiquetas que mi mente le ponía. El ejercicio en sí mismo vino con algo de dolor, pero ejercicio + juicio + juicio + juicio creaban otro nivel de sufrimiento.

El budismo dice que dolor × resistencia = sufrimiento, y el juicio es una forma de resistencia. Tara Brach señala que dolor × presencia = libertad,[23] y me encanta. No es posible ser humano sin una generosa porción de dolor, pero en ocasiones podemos elegir qué tanto sufrir. Estar presentes en nuestras experiencias mientras soltamos el juicio reduce el sufrimiento y ofrece libertad.

Poner atención a los pequeños momentos significativos y apreciarlos, incluso en medio de una vida llena de experiencias dolorosas, también reduce el sufrimiento. En el pico de la pandemia por el COVID-19, mi colega Hank Robb compartió una metáfora sobre limones que me encanta y que he adaptado y extendido desde entonces para ilustrar la importancia de dedicar atención, apreciar y estar presente en esos momentos con el fin de reducir el sufrimiento y crear libertad.

Limones

Dicen que cuando la vida te da limones, hagas limonada, pero no te indican cómo hacerla si no tienes azúcar. No sé tú, pero parece que el azúcar ha escaseado un poco en los últimos años debido a las pandemias mundiales, el cambio climático, las balaceras en escuelas y todo lo demás. Así que, si al menos hemos podido evitar salpicarnos jugo en los ojos, estamos rompiendo récord (de nuevo, me disculpo por la mezcla de metáforas, pero entiendes lo que quiero decir). Cuando la vida te da solo limones, puede parecer casi imposible conseguir azúcar y es posible que estar presentes mientras soportamos lo agrio y pegajoso sea lo último que queramos hacer, pero esto es lo que sé: la única forma de experimentar la dulzura es atendiendo y apreciando los pequeños momentos que parecen insignificantes; así es como hacemos limonada, sin importar lo lento que sea: un grano de azúcar a la vez. Tal vez sea tomar el primer sorbo de café en la mañana, sentir el calor del sol en la piel, vivir un momento inusual en el que tus hijos cooperan sin que sepan que estás escuchando, recibir la bienvenida de tu perro cuando llegas a casa, recibir un mensaje de texto de alguien querido, pasar puros semáforos en verde mientras manejas al trabajo o besarte con tu pareja. Nada de lo anterior borrará las otras minúsculas molestias que experimentamos el resto del tiempo ni erradicará la injusticia social o salvarán al planeta; tampoco harán que seguir la carrera que tanto deseas sea menos intimidante, pero sí agregarán un poco de la dulzura que todos merecemos y equilibrará la amargura que no podemos evitar.

Algunos de nosotros vivimos en culturas donde se nos enseñó que la vida se trata de experimentar grandes momentos, como graduaciones, ascensos laborales, bonos, premios, bodas, bebés, vacaciones. Pero si tenemos suerte, quizás vivamos una docena de estos en una existencia de varias décadas, así que ¿qué conforma el resto de la vida? En serio, ¿no está más que nada conformada por los pequeños momentos que entretejemos con el tiempo con una pizca de grandes momentos? Si nos perdemos de los pequeños momentos, no estamos viviendo.

En su libro *Lecciones de vida. Dos expertos sobre la muerte y el morir nos enseñan acerca de los misterios de la vida y del vivir*, Elisabeth Kübler-Ross y David Kessler nos enseñan una lección sobre el tiempo: el tiempo no está garantizado para ninguno de nosotros, así que debemos aprender a estar presentes mientras estemos aquí.[24] Una gran parte de crear una vida personal y profesional significativa es estar presente (sin juicios) en todos nuestros momentos, pequeños y grandes; la otra es tener claro por qué es importante.

Resumen: Qué debes saber

- El *mindfulness* es el proceso de prestar atención al momento presente de manera deliberada, flexible y sin juicios.
- El *mindfulness* crea un espacio entre detonantes y reacciones en el que se puede tomar una decisión más consciente sobre cómo actuar (ya sea persistir o desistir de la conducta).
- El *mindfulness* puede practicarse como una meditación formal o simplemente sintonizando con experiencias sensoriales.
- El *mindfulness* (formal o informal) tiene muchos beneficios.
- Dedicar atención, apreciar y estar presente en los pequeños momentos es importante.

Trabajo: Qué hacer

- Practica fortalecer tu músculo de *mindfulness* viendo, escuchando, oliendo, tocando y saboreando de forma curiosa, centrada en el presente y sin juicios.

5
MANTÉN PRESENTES TUS MOTIVOS. TENER CLARO EL PROPÓSITO DE TODO

> Aprendí que siempre que permanezca fiel a mis creencias y valores, y siga mi propia brújula moral, las únicas expectativas que debo satisfacer son las mías.
>
> MICHELLE OBAMA

Asistí a la preparatoria de 1987 a 1991, cuando el equipo de basquetbol de la Duke University aparecía constantemente en el torneo Final Four, y Christian Laettner y Mike Krzyzewski eran personajes famosos. El basquetbol me daba igual, pero me imaginaba siendo parte de un cuerpo estudiantil que celebraba sus triunfos de su equipo como una comunidad cohesionada de fanáticos devotos. Recorrí el campus de Duke y me enamoré de la arquitectura neogótica y georgiana. Sentí en mi cuerpo que pertenecía a ese lugar, pero Duke era una «institución difícil de alcanzar» con base en mi puntaje SAT (prueba de aptitud académica) y la falta de cursos de AP (colocación avanzada); sin embargo, fui parte del 5% más destacado de mi generación al graduarme de la preparatoria y contaba con muchas actividades extracurriculares y experiencias de liderazgo, así que pensé que tenía una posibilidad.

Me equivoqué. La escuela de mis sueños me rechazó.

Este sería uno dentro de muchos otros fracasos: negativas de otras escuelas, discursos para pódcast rechazados, grillos cantando cuando trataba de crear presencia en las redes sociales, asistentes que fueron una pesadilla, así como escribir literatura infantil y ensayos personales durante diez años sin una sola publicación.

La ruta educativa estadounidense de los jóvenes promedio de 18 años implica tomar un mínimo de decisiones: asistir a la escuela es la ley, y las escuelas públicas no requieren una solicitud, así que no hay rechazos. Después de la preparatoria, solicitar un primer empleo o elegir entre una carrera técnica o universitaria es una de las primeras decisiones importantes que hacemos mientras nos adentramos en la vida profesional, lo cual es emocionante, aterrador, esperanzador e intimidante a la vez. Con la decisión (y las solicitudes), nos enfrentamos a una vulnerabilidad que no conocíamos, ya que la apuesta es más alta y la amenaza del rechazo es más intensa. Claro, es posible que cuando eras más joven, hayas sido al último que eligieron para el equipo de volibol en Educación Física, que no hayas obtenido el papel principal en la obra de teatro escolar o que hayan rechazado tu invitación para ir al baile de graduación. Algunos rechazos ocurren a una edad temprana; lo veo en mis propios hijos, que se sienten heridos por compañeros de la primaria que los dejan fuera del juego o no los invitan a sus fiestas de cumpleaños, pero es evidente que los niños se recuperan mejor y más rápido de estas experiencias dolorosas. ¿Cómo le hacen para seguir socializando después de haber sido heridos?, ¿qué poseen que, al parecer, los adultos pierden con el tiempo?

Es una pregunta compleja y aunque no se dispone actualmente de una respuesta completa, algunas investigaciones señalan que podemos ser más flexibles psicológicamente cuando somos niños, y esta flexibilidad disminuye con el tiempo, a medida que las complejidades del lenguaje, discutidas en el capítulo 3, comienzan a arraigarse.[1] Antes de eso, los niños sienten sus emociones, tienen sus pensamientos y eligen exponerse de nuevo *porque conectar con amigos y divertirse es importante para ellos.*

Previamente te compartí algunas de mis experiencias con la escritura: cómo la impostora experta en mí gastó una gran cantidad de tiempo y de dinero intentando aprender sobre el arte y la industria a fin de sentirme menos fraudulenta. Lo que no mencioné fue que continué escribiendo durante *diez* años a pesar del rechazo de muchos de mis manuscritos. Quizás pienses que debería haberme alejado del teclado, ya que una década de rechazos constantes son un indicio de que era una mala escritora, pero, para mí, lo que importaba era el *motivo* por el que seguía escribiendo, no el *resultado* de hacerlo. Por supuesto, quería un resultado específico (ser publicada), pero lograr o no esa meta no influía en mi decisión de escribir.

LOS VALORES SON TUS MOTIVOS

En el capítulo anterior expliqué que el *mindfulness* es el primer bloque para construir la flexibilidad psicológica, ya que crea un espacio entre el detonante (como el rechazo o el fracaso que llevan al complejo del impostor) y la respuesta (como alejarse del teclado) para que tal vez tomemos decisiones con base en algo diferente a nuestros sentimientos de incomodidad o pensamientos autocríticos. Ese «algo diferente» son nuestros valores, los que a su vez son nuestros motivos.

Los valores son aquello que queremos que defina nuestra vida, lo que defendemos, y quién y cómo queremos ser mientras transitamos por esta vida. Representan lo que realmente nos importa y nuestra manera de vivir cuando estamos teniendo una vida significativa,[2] ya que una vida centrada en los valores es menos propensa al sufrimiento. Las investigaciones hallaron que la reducción tanto del dolor como de la evitación no generan un aumento de vivencias significativas, sino que un aumento de las vivencias en sintonía con los valores disminuía las dificultades y el sufrimiento.[3] Podemos comenzar a desempacar tus valores pensando en ellos como un cono de tres niveles, con la base ancha arriba y el pico abajo.

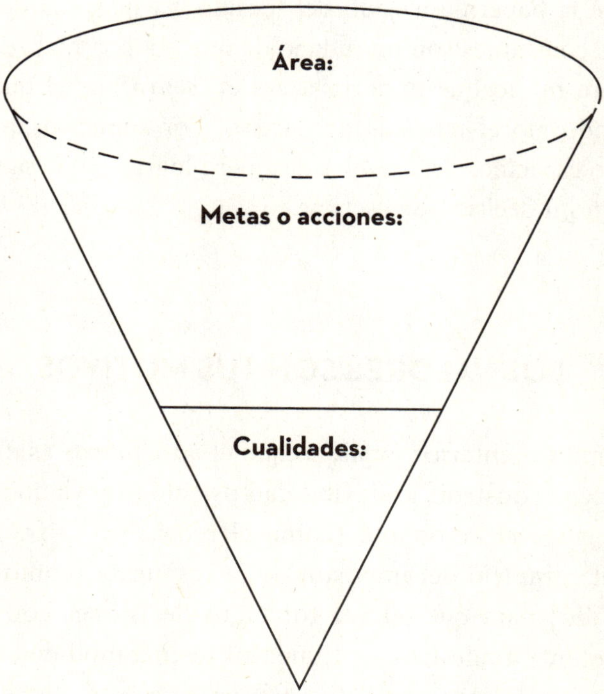

El nivel superior representa las áreas de tu vida. Estas son categorías amplias como amistad, matrimonio, crianza, carrera, educación, familia extendida, salud, espiritualidad, recreación, comunidad y servicio.

El segundo nivel es lo que hacemos y representa las metas que pudiéramos tener o las acciones que podríamos llevar a cabo en cada una de esas áreas. Es posible que incluya opciones como encontrar un trabajo más gratificante, pasar tiempo con tu familia o practicar un mayor autocuidado.

Como la parte inferior de un cono de helado, el tercer nivel es donde se encuentra lo más interesante, pues representa lo que en verdad quiero decir cuando hablo de valores. Este nivel incluye las *cualidades que quieres encarnar* cuando realices las acciones del nivel dos, bajo las áreas del nivel uno. Mientras el nivel dos representa *qué* hacer, el tres representa el *cómo* hacerlo, y puede incluir cualidades como ser amoroso, atento, considerado, audaz, valiente, perseverante, comprensivo, estar presente o respetarte a ti mismo.

Lista de valores comunes

- Aceptación
- Adaptabilidad
- Afecto
- Agradecimiento
- Amabilidad
- Amor
- Apertura
- Apoyo
- Asertividad
- Atención
- Audacia
- Autenticidad
- Autonomía
- Compasión (con uno mismo y los demás)
- Compromiso
- Confiabilidad
- Confianza
- Conocimiento
- Consideración
- Contribución
- Cooperación
- Coraje
- Cortesía
- Creatividad
- Credibilidad
- Cuidado
- Curiosidad
- Dignidad
- Diligencia
- Diversión
- Ecuanimidad
- Espiritualidad
- Exploración
- Fiabilidad
- Fidelidad
- Flexibilidad
- Generosidad
- Gentileza
- Habilidad
- Honestidad
- Humildad
- Independencia
- Insensatez
- Justicia
- Lealtad
- Libertad
- Orden
- Perdón
- Perseverancia
- Presencia
- Protección
- Respeto (por uno mismo y los demás)
- Responsabilidad
- Riqueza
- Romanticismo
- Sensualidad
- Sentido del humor
- Servicio
- Sexualidad
- Temeridad
- Tolerancia
- Valentía
- Virtud
- Voluntad

Realizar las acciones del nivel dos sin encarnar las cualidades del nivel tres no es una vida valiosa. Pongamos como ejemplo pasar más tiempo con tu familia (amigos, pareja, etc.). Digamos que te comprometes a reunirte todos los domingos en la noche para cenar, pero te la pasas viendo tus redes sociales, revisando tu correo electrónico o tomando llamadas durante la reunión; podríamos decir que te presentaste, pero considera *cómo* lo hiciste. Si te importa tu familia (nivel uno: área) y te comprometes a pasar más tiempo con tus padres, hermanos, hijos o primos (nivel dos: acciones/metas), la variable más importante en la ecuación de los valores es *cómo* te presentas (nivel tres: cualidades). ¿Estás distraído o eliges comportarte como un hermano atento, un padre divertido o un primo presente?

O tal vez tienes una meta en el nivel dos para conseguir un ascenso o, en mi caso, publicar un ensayo. Si no cumples la meta, te sientes como un impostor y no estás profundamente conectado con el nivel tres (quizás son cualidades como la perseverancia, la valentía, la habilidad o la creatividad), es más probable que te des por vencido, aunque la meta sea importante para ti. Para seguir comprometido con tus metas, te puedes preguntar lo siguiente: «¿Por qué es importante este ascenso para mí? ¿Qué tipo de persona quiero ser en realidad y cómo puedo continuar siendo esa persona, aunque me sienta como un farsante y no obtenga este puesto específico?».

Escribo porque quiero ser una persona que encarne la creatividad, el desafío, el aprendizaje, el desarrollo de habilidades, la valentía y la perseverancia, así que sigo intentándolo, a pesar de que mi trabajo sea rechazado y me sienta como una impostora. Después de diez años de rechazos, publiqué mi primer ensayo en el onceavo año. Puedes considerar usar tus valores para incrementar la posibilidad de un ascenso en la siguiente ocasión y, si aun así no se da, puedes seguir encarnando esos valores con la intención de encaminarte en las direcciones que son importantes para ti. Es esencial tener en mente que no controlamos la mayoría de los resultados, solo los pasos que damos con la esperanza de lograrlos (más sobre este tema en el capítulo 6). En su conjunto, los tres niveles representan tu porqué.

Antes de analizar más profundamente tus valores, veamos si puedes comenzar generando ideas sobre el contenido de tus conos. Utiliza un cono diferente para cada área, como se muestra en el siguiente ejemplo.

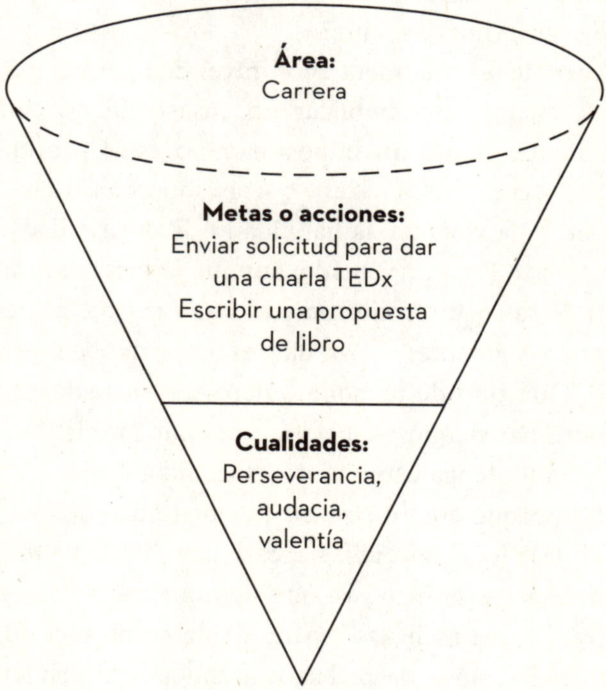

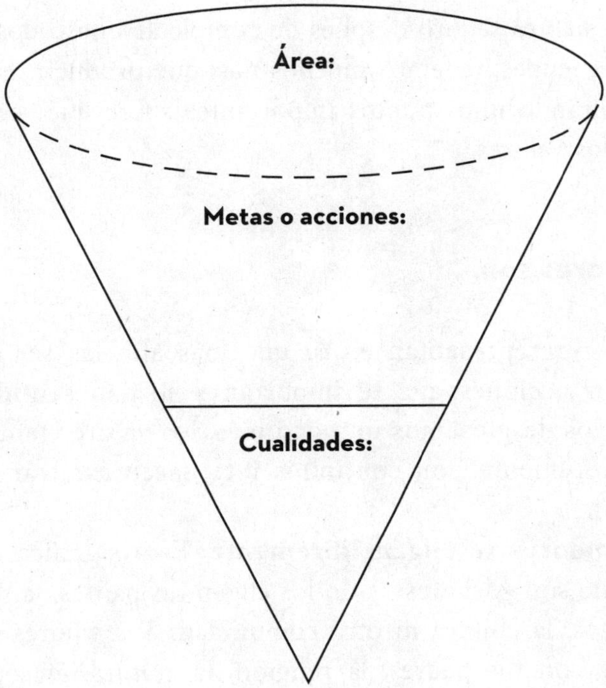
Área:
Metas o acciones:
Cualidades:

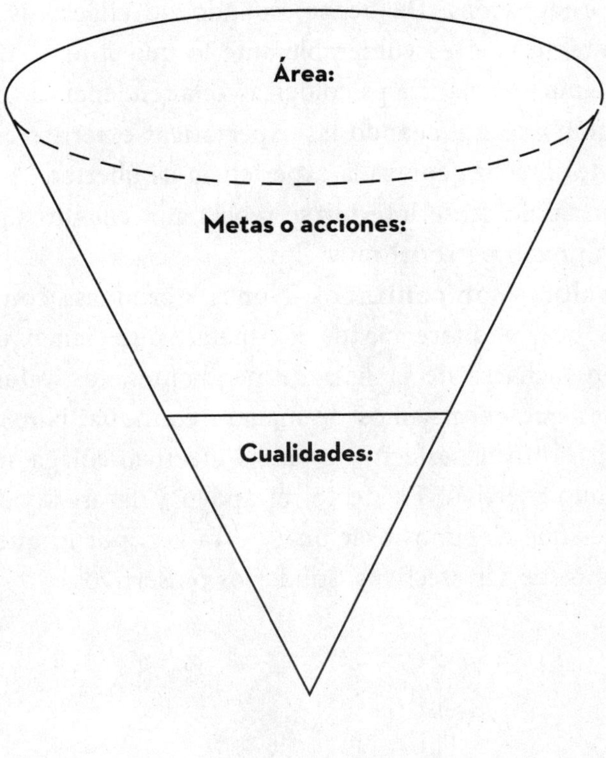
Área:
Metas o acciones:
Cualidades:

Si no te sientes seguro después de completar uno o dos conos, no te preocupes, tenemos muchos más que producir. Empecemos aclarando unos puntos importantes sobre qué son y qué no son los valores.

Los valores son...

Los valores representan el Yo que más anhelas ser cuando eliges las acciones que te importan y le dan sentido a tu vida. Si los desglosamos un poco más, los valores también se eligen libremente, son continuos y te hacen avanzar en una dirección.

Los valores se eligen libremente. Esto significa que los valores no son «deberes» y no los eligen tus padres, la religión, los amigos, la cultura ni otra comunidad. Tus valores pueden alinearse con tus padres, la religión, la cultura, etc., pero lo importante es que *tú* los elijas sin presión externa ni reglas o normas establecidas. De hecho, cuando no eliges tus valores libremente, te vuelves vulnerable ante lo que el psicólogo Jack Brehm llama «reactancia psicológica» o la tendencia a actuar en la dirección opuesta cuando las expectativas externas crean un sentido de amenaza contra la experiencia de libertad.[4] Prácticamente, tu adolescente interior se rebela aun cuando signifique pagar un precio personal muy alto.

Los valores son continuos. Nunca «terminas» con los valores, ya que, a diferencia de las metas, que tienen un final y pueden tacharse de la lista de pendientes, los valores son cualidades que encarnamos de manera continua. Nunca vas a conseguir el nivel perfecto de pareja afectiva, colega solidario o empleado asertivo. El afecto, el apoyo y la asertividad son cualidades que elegimos usar una y otra vez, por lo que nunca terminamos de ser afectivos, solidarios o asertivos.

Los valores te mueven en una dirección. Cuando realizas acciones basadas en los valores, te acercas a la persona que quieres ser y a la vida que anhelas tener, lo cual puede ser cómodo o incómodo, ya que no te alejas de aquello que no quieres tener o sentir. Por ejemplo, quizás valores ser útil, y un movimiento que te acerque a este valor será intrínsecamente gratificante (incluso si implica sacrificio), como trabajar en un comedor comunitario el día de Acción de Gracias porque quieres hacer algo bueno por los demás. Un ejemplo de un movimiento que podría alejarte del valor de «ser útil» es aceptar llevar a un amigo al aeropuerto en medio de tu jornada laboral porque tienes miedo de que se enoje si te niegas y no quieres sentirte culpable. Lo que parece ser el mismo valor, tiene dos propósitos distintos. Los verdaderos valores representan movimientos que te acercan a aquello que es importante, no que te alejan de la incomodidad. Algunas veces sirve imaginar un movimiento de acercamiento, como sentirse llamado o atraído por algo, en lugar de presionado o empujado por la espalda.

Los valores no son...

Además de elegirlos libremente, ser continuos y moverte hacia una dirección, los valores *no* son limitados, *no* son emociones ni tienen la intención de hacerte sentir mejor.

Los valores son ilimitados. Puedes elegir entre todas las opciones todo el tiempo, independientemente de tu historia o circunstancias.[5] Por ejemplo, quizás te descubras diciendo: «Solía valorar las relaciones románticas hasta que me hirieron, y ahora ya no me importan porque no puedo soportarlas» o «Pensé que me importaba avanzar en mi carrera, pero no es algo que se me vaya a dar, así que ¿para qué la valoro?». Una persona puede elegir no priorizar acciones en un área específica en un momento determinado, pero, en lo que se refiere a valores, estamos hablando de qué elegirías como importante y qué produciría una vida llena de sentido si vivieras con total libertad para elegir sin límites. Cuando digo que los valores no tienen límites, me refiero a que no existe la condición «pero no puedo elegir eso, porque...». Elegir acciones y cualidades de acciones que aportarán mayor sentido o vitalidad es una posibilidad que está totalmente disponible para ti el 100% del tiempo. Ten por seguro que surgirán barreras en forma de pensamientos y emociones y, en ocasiones, habrá barreras en cuanto a lo que en realidad podemos llevar a cabo en el mundo, pero los valores en sí mismos son ilimitados. Hablaremos más a profundidad sobre cómo derribar las barreras en capítulos posteriores.

Los valores no son emociones. Por mucho que queramos creer que podemos controlar lo que sentimos, simplemente no es posible. De hecho, es común que mientras más intentemos limitar o mejorar un sentimiento, obtenemos más de lo opuesto.[6] Hablaremos mucho más sobre este tema en el capítulo 9, pero es importante mencionarlo aquí porque los valores deben ser cualidades que seamos capaces elegir. No podemos elegir cómo nos sentimos, por lo tanto, los estados emocionales no pueden ser valores; por ejemplo, no podemos valorar el mantener la calma, pero sí considerar un valor el actuar con respeto incluso si estamos enojados.

Los valores no tienen la intención de hacerte sentir mejor. Cuando enseño a desarrollar la flexibilidad psicológica, las personas a menudo dicen: «¡Genial! Si vivo de acuerdo con mis valores, entonces finalmente podré deshacerme de la inseguridad y la ansiedad». Lamento ser portadora de malas noticias, pero así no funciona. ¿Por qué? Porque dedicarse a lo que de verdad te importa es arriesgado y puede producir ansiedad. Si vas a usar la audacia para buscar un empleo nuevo o compartir tu trabajo creativo con otros, sin duda te sentirás más vulnerable. Te importan los resultados, así que te preocupa desempeñarte bien. Es precisamente aquí donde surge el complejo del impostor, pero ese dolor emocional es a menudo un signo de que estás precisamente en el lugar indicado. De hecho, puedes observar tu incomodidad para comprender mejor lo que más te importa, y puedes usar eso (tus «motivos») para avanzar, incluso si te sientes incómodo. La comodidad tiene un precio y la incomodidad ofrece beneficios. La recompensa de aprender a estar presente ante el dolor es vivir con libertad, siguiendo caminos de oportunidad, sentido, vitalidad y plenitud.

Cuando Janina, a quien conociste en el capítulo 2, era estudiante de doctorado en mi curso de Terapia Clínica, se conmovió con un debate que tuvimos en la clase sobre valores. Ella sabía que, además de ser su profesora, tenía una clínica para pacientes ambulatorios que se especializaba en proporcionar tratamiento basado en evidencia a las personas que sufrían trastornos de ansiedad. Al ver una oportunidad para aprender sobre estas terapias fuera del aula, Janina tuvo la idea de solicitar empleo en mi clínica, pero en cuanto se le ocurrió, se sintió como impostora. Se dijo a sí misma: «No hay manera de que me dé trabajo. No soy nadie, no tengo experiencia, y ella es Jill Stoddard» (esa última parte *me* hace sentir como impostora). A pesar de estar 100% segura de que la rechazaría y de experimentar pánico físico intenso, inseguridad y preocupación por la posibilidad de que la juzgara, decidió seguir adelante. Con base en el debate de la clase, se dijo: «Si no lo hago, me arrepentiré de ni siquiera haberlo intentado». Janina prefirió acercarse a sus valores en lugar de alejarse de la incomodidad.

Tal vez recuerdes que en el capítulo 2 mencioné que Janina trabaja para mí. De hecho, acabamos de celebrar nuestro décimo «aniversario laboral», pero el día que solicitó empleo, sí la rechacé.

Su miedo más grande se hizo realidad y, a pesar del dolor emocional que le causó mi negativa, se sintió empoderada por haber elegido encarnar la valentía para lograr ir con audacia tras una oportunidad significativa. Pocos días después de negarme a contratar a Janina, me di cuenta de que sería una locura no crear un puesto para esa mujer ambiciosa, brillante, entusiasta y valiente. También seguí mis valores y, al final, ambas ganamos. Cuando le pregunté a Janina si habría valido la pena preguntarme incluso si no hubiera cambiado de opinión, contestó: «Cien por ciento». Cuando elijes los valores, con frecuencia tienes esa sensación arraigada y visceral (quizás un presentimiento, instinto, saber o conocimiento) de «Sí, esto es lo correcto; debería hacer más de esto» que está presente incluso cuando el resultado que deseas no se da. Este fue definitivamente el caso para Janina y para mí.

Escribe tu epitafio

Una de mis formas favoritas para comenzar a pensar en los valores es escribir un epitafio.[7] Sé que suena macabro, pero sígueme el hilo; después jugaremos con esta idea en un estilo del tipo «sigo vivito y coleando». Un epitafio es una breve inscripción, generalmente grabada en una lápida o monumento en conmemoración de una persona fallecida. Si tuvieras que escribir el tuyo, ¿qué querrías que dijera sobre la manera como elegiste vivir?

¿Quisieras que tu epitafio diga algo así?

«Aquí yace [**tu nombre**]. Tenía la habilidad de buscar la seguridad para evitar el rechazo, el fracaso y el complejo del impostor».

«Aquí yace **[tu nombre]**. Se guardó todos sus pensamientos, emociones y opiniones para evitar que lo juzgaran o rechazaran».

«Aquí yace **[tu nombre]**. Fue implacable en su búsqueda de logros con tal de sentirse validado, pero el precio fue no tener una vida fuera del trabajo».

«Aquí yace **[tu nombre]**. Evitó los desafíos por miedo a que lo señalaran como un farsante».

¿O preferirías que se leyera algo como esto?

«Aquí yace **[tu nombre]**. Tuvo la habilidad de ser vulnerable y eligió tomar el riesgo de ser rechazado y fracasar para vivir con audacia e ir tras oportunidades significativas».

«Aquí yace **[tu nombre]**. Expresó sus pensamientos, emociones e ideas abiertamente, aunque corriera el riesgo de ser juzgado, con tal de ser su yo auténtico».

«Aquí yace **[tu nombre]**. Aprovechó las oportunidades que le entusiasmaban al mismo tiempo que se tomaba tiempo para realizar actividades importantes y pasar tiempo con gente fuera del trabajo».

«Aquí yace **[tu nombre]**. Asumió desafíos a pesar del miedo, la incertidumbre y la inseguridad en sí mismo».

Escribe tu propio epitafio:

Aquí yace ________________.

____

____.

Hace poco, cuando presenté el ejercicio del epitafio a una paciente, su mente no generó palabras, sino la imagen de una bola de discoteca. Le pregunté: «¿Qué representa una bola de discoteca para ti?», y describió un objeto compuesto de múltiples piezas imperfectas que al unirlas destellaban y brillaban. Ella dijo que una bola de discoteca representaba diversión, creaba una energía de accesibilidad y reflejaba luz al mundo, y así era precisamente como ella deseaba ser. Quería aceptar sus pequeños defectos y concentrarse en lo que tenía para ofrecer como una humana plena. También anhelaba ser alguien que reflejara la luz de otros, además de ser divertida y accesible. ¡Cuántos valores! Así que, si se te dificulta usar palabras, considera usar un objeto simbólico.

Escribe un lema basado en tus valores

¿No te convencen los epitafios basados en la muerte? Entonces intenta crear un eslogan basado en tus valores. El objetivo de los eslóganes es representar los valores y la misión de una marca. Te proporciono algunos ejemplos:

Disneylandia: *The happiest place on Earth* (El lugar más feliz del mundo).

Nike: Just do it (Solo hazlo).

Allstate: Estás en buenas manos.
MasterCard: Hay cosas que el dinero no puede comprar. Para todo lo demás existe MasterCard.
M&M's: Se derrite en tu boca, no en tu mano.
L'Oréal: Porque tú lo vales.

Los eslóganes más eficaces son los que son memorables, significativos (es decir, comunican el beneficio) y animados u optimistas, así que vamos a desarrollar algunos de los nuestros en una forma similar. Estos son algunos de los míos, seguidos de los valores que intento reflejar:

Jill: Trabaja duro; juega más duro (diligencia, diversión, entretenimiento, sentido del humor).
Jill: Lo que ves es lo que hay (autenticidad).
Jill: Mujer perfectamente imperfecta en progreso (aceptación, crecimiento).
Jill: Vive, ríe, ama, sé flexible, escribe (presencia, sentido del humor, amor, flexibilidad psicológica, creatividad).

> Ahora inténtalo tú. Haz un par de lluvia de ideas sobre eslóganes divertidos y escribe las cualidades que pretendes expresar con cada uno. Puedes tomar uno de los míos si te identificas con alguno.
>
> [Tu nombre]: ______________________________
> (________________).
> [Tu nombre]: ______________________________
> (________________).

DECIDE O PIERDE

Solemos pensar que las decisiones se tratan de asuntos importantes: en qué universidad estudiar, dónde aceptar una oferta de trabajo, cuándo terminar una relación. Pero en los pequeños momentos también tomas muchas decisiones. Cada momento de cada día tenemos la oportunidad de elegir: a qué hora levantarnos, qué vestir, qué comer, cuándo salir, a dónde ir, qué hacer. ¿Hago ejercicio o presiono el botón de postergar de la alarma?, ¿elijo fruta y huevos o donas?, ¿levanto la mirada y le sonrió a mi pareja o mantengo la mente ensimismada en el celular?, ¿conduzco pisándole los talones al auto de enfrente, sosteniendo el volante con agresividad y maldiciendo a los conductores lentos del carril izquierdo, o mantengo mi distancia y me relajo?

Quizás interpretes cada uno de estos ejemplos como «buenas» y «malas» elecciones. Advierte si tu mente juzgó las opciones de quedarse en cama o comer donas, o bien, si me juzgaste a mí por juzgar. En realidad, no proporcioné etiquetas, pues las decisiones no son correctas o incorrectas ni buenas o malas, sino que tienen un propósito: acercarte a tus valores o alejarte de la incomodidad. En la mayoría de los ejemplos anteriores, la decisión podría ser alguna de estas: el ejercicio puede acercarte a cualquier cantidad de situaciones basadas en los valores, como darle prioridad a tu salud, ser un ejemplo de salud para tus hijos o ejercitar a tu perro, pero presionar el botón para posponer la alarma puede ser también un movimiento de acercamiento: te desvelaste cuidando a un ser querido y quieres permitirle a tu cuerpo dormir, te estás recuperando de una enfermedad o quieres practicar el autocuidado acurrucándote con tu gatito bajos las cobijas calientes. El ejercicio también puede ser un movimiento de alejamiento: no quieres sentir ansiedad, así que intentas eliminarla con el ejercicio, incluso si eso significa llegar tarde al trabajo; quieres quemar cada caloría que consumiste el día anterior para evitar la culpa (mal atribuida). Tal vez elijas mantener la mente ensimismada en el celular en lugar de alzar el rostro y sonreírle a tu pareja si estás en una videollamada con tu abuela; incluso es posible que decidas pisarle los talones al auto frente a ti a modo de comunicación no verbal («¡Quítate, por favor!») si tratas de llegar al hospital a tiempo para ver a tu hijo nacer o antes de que fallezca un ser querido.

El punto de todo esto es que los valores se tratan siempre de tomar decisiones deliberadas en diferentes contextos: a qué decidirías darle prioridad en esta situación presente si estuvieras en un estado consciente, reflexivo e ilimitado. Con demasiada frecuencia presionamos el botón para posponer la alarma, comemos donas y conducimos como cretinos, todo en piloto automático, por lo que no existe un verdadero proceso de elección en ese momento. Ya hablamos de que el *mindfulness* crea un espacio en el que podemos tomar decisiones más deliberadas. Por su lado, la flexibilidad psicológica significa comprometerse implacablemente a elegir nuestras acciones con base en valores y no actuar en piloto automático para escapar del dolor o en respuesta a pensamientos inútiles o apremiantes.

El contexto importa

¿Esto significa que, si hoy eliges hacer ejercicio en lugar de posponer la alarma, estás condenado a que esa sea tu elección basada en valores por siempre? Definitivamente no, porque el contexto importa. Lo único que quiero que hagas por siempre es preguntarte «¿Cuál es el propósito de esto?» cada vez que te enfrentes a una decisión. El «levántate y ve a hacer a ejercicio» de hoy puede tener como objetivo una buena condición física, pero posponer la alarma puede tener un objetivo de recuperación el día de mañana. ¡Solo asegúrate de no estar justificando y contando como valores lo que en realidad es evitación! Recuerda que ciertos lenguajes (como las justificaciones, las suposiciones, las predicciones y los juicios) pueden producir inflexibilidad psicológica. Nuestras decisiones tienen que ser honestas, lo cual no siempre es fácil. La evitación puede ser astuta si no abordamos nuestras decisiones con los ojos bien abiertos.

Le pregunté a mi amiga Jenna LeJeune, una de las autoras del libro *Valores en terapia,* si tenía algunos trucos para detectar si una decisión está basada en un sentimiento de evitación encubierto.[8] Su respuesta fue que, en ocasiones, observa su respuesta emocional después de haber tomado una decisión, y si su reacción predominante es «¡Uf!» y presenta una sensación de alivio, es con frecuencia un signo de que eligió un movimiento de evitación. Si se siente más viva o nota una sensación de vitalidad, sentido u orgullo, es por lo general un signo de que eligió un movimiento basado en los valores.

Trabajé con una paciente a quien se le dificultaba la regulación emocional en las relaciones interpersonales. Sufrió una historia de abandono por parte de su padre, quien se volvió a casar y le dio prioridad a su segunda familia de manera exagerada, por lo que era comprensible que ella fuera sensible al rechazo percibido. Mi paciente deseaba tener una vida en la que se sintiera libre de amar abierta y auténticamente en medio de la vulnerabilidad y el miedo a ser lastimada. Ya no quería sacrificar la intimidad con su alejamiento y actitud defensiva. Mientras trabajamos juntas, cultivó con valentía una relación cercana y saludable con un novio nuevo centrándose en sus valores. Aunque la relación no era perfecta, podían comunicarse de forma eficaz y resolver problemas en equipo. Crearon un espacio psicológicamente seguro el uno para el otro y siguen fortaleciendo su relación cinco años después.

En un mundo ideal, a mi paciente le habría encantado encarnar la apertura, la calidez amorosa y la autenticidad con su padre y familia política también; sin embargo, cada vez que intentaba hacerlo, la rechazaban o la abandonaban de nuevo. En este contexto, ella debió reconsiderar sus valores, así que decidió darle prioridad a su seguridad, respeto propio y autocuidado, lo que significó elegir los límites sobre la apertura. Es posible que tu situación familiar sea similar o que tengas un jefe o administración laboral que ve la vulnerabilidad como una debilidad y la usa en contra de su personal. Si eres mujer, quizás no sea seguro expresar tus emociones en contextos donde se te etiquetará como «histérica» o «inestable». Si eres afrodescendiente, tal vez no sea seguro expresar enojo en entornos donde se te etiquetará como «persona negra enojada». Nuestros valores no *cambian* necesariamente, pero el contexto importa cuando se debe elegir a cuál darle prioridad.

Funerales y el Yo que deseas modelar

Existen numerosas maneras diferentes de aclarar cuáles son nuestros valores. Hace poco, mis copresentadoras en el pódcast, Debbie Sorensen y Yael Schonbrun, compartieron sus estrategias personales preferidas en un episodio sobre valores en momentos de transición.[9] Debbie, autora de ACT *for Burnout: Recharge, Reconnect, and Transform Burnout with Acceptance and Commitment Therapy* (ACT para el *burnout*. Recarga, reconecta y transforma el *burnout* con terapia de aceptación y compromiso), comentó que le encanta utilizar un ejercicio funerario con ella misma, sus pacientes y hasta su esposo.[10] Describió cómo guio a este por el ejercicio para que visualizara un funeral repleto de personas, donde sus seres queridos tomaban turnos para hablar sobre él y la manera en que había elegido vivir. Antes del ejercicio, Debbie y su esposo estaban indecisos sobre si tener hijos o no, por lo que visualizar el funeral le proporcionó a él total claridad sobre querer experimentar la paternidad en su vida (¡y, por fortuna, Debbie quería lo mismo!).

Sí, hemos regresado al tema de la muerte, ya que enfrentarla es un recordatorio poderoso de que nadie tiene la vida comprada y que para vivir bien hay que elegir deliberadamente. Imagina haber vivido bien gracias a que aplicaste tus valores. ¿Qué dirían tus seres queridos en tu funeral?

TU FUNERAL

Viviste a lo grande y elegiste los valores como tu guía. ¿Qué dirían tus seres queridos sobre ti y la vida que llevaste?

____

____

____.

Si quieres ir más lejos, ahora considera lo que esas mismas personas dirían si tu funeral ocurriera el día de hoy. ¿Qué dirían sobre cómo manejas actualmente el complejo del impostor o la inseguridad?, ¿sobre las decisiones que tomas cuando sientes ansiedad o inseguridad? ¿Cómo se diferencia esto de lo que imaginaste previamente? Tal vez sea doloroso descubrir discrepancias aquí, pero también puede ser un punto de partida para comenzar a tomar decisiones distintas.

____

____

____

____

____.

Mi otra copresentadora, Yael Schonbrun, autora de *Work, Parent, Thrive: 12 Science-Backed Strategies to Ditch Guilt, Manage Overwhelm, and Grow Connection (When Everything Feels Like Too Much)* (Trabaja, cría, prospera. 12 estrategias respaldadas científicamente para deshacerse de la culpa, manejar el agobio y aumentar la conexión [cuando todo se siente demasiado intenso]), elige sus valores tomando en cuenta los aspectos en los que quiere ser un modelo a seguir para sus tres hijos. Nos compartió a Debbie y a mí que desea que vean a un ser humano que es imperfecto, pero se esfuerza; que tiene emociones y las controla; que encuentra un equilibrio entre la ambición profesional y la presencia en casa dando cariño a sus hijos; y al que le gusta ayudar, pero también quiere relajarse algunas veces. Cuando piensas en el Yo que de verdad deseas ser, ¿cómo luce?, ¿qué es lo que quieres que las personas más importantes en tu vida vean en ti y a través de ti?

EL YO QUE DESEAS MODELAR

Cuando mires los ojos de tus personas (o animales) más queridas o tus propios ojos en el espejo, ¿a quién quieres ver? Si una cámara estuviera grabando cada uno de tus movimientos para que tú o una persona que te admira pudiera mirar la grabación después, ¿qué elecciones esperarías ver?, ¿quién es el Yo que más deseas modelar y ser?

____

____

____

____.

¿QHJ(ill)?

Cuando una paciente vino a terapia irradiando orgullo por sus decisiones basadas en valores que había tomado la semana previa, mi corazón sonrió.

—¿Cuál es tu secreto?, ¿cómo te fue posible tomar esas decisiones? —le pregunté.

—Fácil —dijo—. En cada decisión me pregunto «¿QHJ?».

Mi mente entró en estado de alerta: «¿Qué haría Jesús? ¡Dios mío! ¿Cómo no me di cuenta de que era religiosa? Soy la peor terapeuta del mundo. No puedo creer que su fe sea tan importante para ella y que yo no tuviera ni idea». Hasta que ella me sacó de mi error:

—Ya sabes, «¿qué haría Jill?».

Me explicó que llevaba una Jill imaginaria en su hombro y que, cada vez que debía tomar una decisión, pensaba en nuestras sesiones y en lo que yo le aconsejaría hacer. ¡Me encantó! No porque tenga un ego enorme y me crea una especie de Jesús, sino porque ella había encontrado una estrategia útil para serle fiel a sus valores.

Yo misma adopté la estrategia y la he enseñado a un sinnúmero de pacientes y asistentes a mis talleres. Cualquiera que me conozca sabe que estoy un poco obsesionada con Oprah Winfrey, así que mi QHJ es QHO: ¿qué haría Oprah? Admiro a Oprah porque superó la pobreza, el abuso, el racismo, el sexismo y la crítica corporal, y nunca ha permitido que nada de eso le impida ser ella misma e ir tras aquello que es importante para ella. Aunque no la conozco en persona, parece que usa su dinero y poder para generar un impacto positivo en el mundo, así que cuando me enfrento a una decisión difícil, pienso «¿QHO?». Reflexiona quién podría ser tu J o tu O, e inserta la inicial en ¿QH_?

Aquellos a los que se les dificulte modelar a alguien a quien admiran, también pueden intentar usar «¿QD_?»: ¿Qué diría [tu persona]? En ocasiones, recibir un discurso motivacional de alguien que admiras puede ser de gran ayuda.

Tanto QHO y QDO me ayudaron a tomar una decisión profesional importante. Hacia finales de 2020, tuve la oportunidad de dar una charla TEDx, que para mí fue un sueño hecho realidad; sin embargo, durante la pandemia subí mucho de peso y, como ya compartí previamente, mi talla siempre ha sido un tema sensible. Me aterraba la idea de conmemorarme en YouTube, pues me sentía como una farsante porque «¿quién soy yo para dar consejos cuando ni siquiera puedo tener mis propios problemas bajo control?». En ese momento, me pregunté «¿Qué haría Oprah?» y supe que daría la plática. Ella ha luchado con su peso de manera pública, pero nunca ha permitido que la detenga. También me pregunté «¿Qué diría Oprah?» y la imaginé diciendo: «Jill, eres mucho más que tu cuerpo. Tienes una misión y un mensaje que compartir. Si puedes ayudar aunque sea a una sola persona compartiendo tu mensaje, tienes que salir y hacerlo. La talla de tu cuerpo es irrelevante». Así que di la charla, aunque, si soy honesta, me cuesta trabajo ver el video, pero no me arrepiento de haberlo hecho ni por un segundo. Estoy muy orgullosa por haber permitido que mis valores tomaran esa decisión y no mis perpetuos sentimientos sobre mi cuerpo.

¿QUÉ HARÍA/DIRÍA TU GUÍA?

¿Quién es tu QH_ o QD_? Elige a una persona que conozcas (familiar, profesor, *coach*, amigo) o que sientas que conoces (celebridad, personaje ficticio). Si te sientes como impostor o tienes otros pensamientos autodestructivos o sentimientos complejos que amenazan con entrometerse en tu camino, ¿qué haría o diría la persona que refleja tus valores?

Nombre: ______________________________
Acción/mensaje: ________________________
Nombre: ______________________________
Acción/mensaje: ________________________
Nombre: ______________________________
Acción/mensaje: ________________________

Los valores son lo que eliges hacer importante en cada momento presente; representan cómo vives cuando estás llevando una vida significativa, así como las acciones y sus cualidades. Como tales, se tratan de elección y proceso, más que de resultados; de hecho, aprender a sujetar con suavidad los resultados es una pieza clave del rompecabezas de la flexibilidad psicológica.

Resumen: Qué debes saber

- Los valores pueden desglosarse en tres niveles: *1)* áreas, *2)* metas/acciones y *3)* cualidades.
- Los valores son personales, se eligen libremente, son continuos y te acercan a algo.
- Los valores no son limitados, no son emociones, y su objetivo no es hacerte sentir mejor.
- Los valores a los que eliges dar prioridad pueden variar según el contexto.
- Su elección deliberada y consciente es clave.

Trabajo: Qué hacer

- Realiza un cono de valores que incluya área, acciones y cualidades.
- Escribe un epitafio o eslogan basado en valores.
- Imagina tu funeral: ¿qué te gustaría que tus seres queridos dijeran sobre cómo elegiste vivir?
- Reflexiona sobre el Yo que en el fondo deseas modelar y ser.
- Elige un guía que admires y considera qué haría o diría si tuviera que tomar una decisión similar (QH_, QD_).

6
SOSTENER LOS RESULTADOS CON SUAVIDAD

La cima es lo que nos motiva, pero el ascenso en sí mismo es lo que importa.
CONRAD ANKER

Cuando era niño, Marshall Mathers era un aspirante a artista de cómics interesado en contar historias. Debido a que vivía en la pobreza y era hijo de una madre soltera, abandonó la secundaria y trabajó en diferentes lugares para ayudar a pagar las cuentas. Cuando su tío le regaló la banda sonora de la película *Breakin'*, Marshall descubrió un formato nuevo para narrar: el rap. Comenzó a participar en batallas de rap improvisado y competencias de micrófono abierto durante su limitado tiempo libre. Pronto, nació el artista conocido como Eminem, quien tuvo que lidiar para ser aceptado al ser el único rapero blanco en la escena del hiphop de Detroit. Su primer álbum fue un fracaso comercial, y los críticos le sugirieron que se cambiara del hiphop al *rock and roll*. Las dificultades iniciales de Eminem para que lo aceptaran en la escena del hiphop junto con sus vivencias de pobreza, consumo de sustancias y depresión amenazaron con socavar su carrera creativa y profesional, pero en vez de darse por vencido cuando no logró los resultados que deseaba, duplicó la apuesta por su música. Escribió letras controvertidas que le permitieron expresar sus emociones con respecto a temas serios como las drogas, la violencia, la pobreza y la enfermedad mental. A sus 25, nueve años después de comenzar su carrera de rapero, Eminem ganó el segundo lugar en las Rap Olympics (Olimpiadas del Rap) y el ejecutivo discográfico Jimmy Iovine y el productor musical Dr. Dre lo descubrieron. A pesar de que los socios de Dr. Dre lo criticaron por contratar a un rapero blanco, Iovine y Dre catapultaron a Eminem al estrellato del hiphop, y lo convirtieron en uno de los artistas musicales más vendidos de la historia, lo que lo hizo ganarse el respeto de sus pares en el camino.

El 5 de noviembre de 2022, se admitió a Eminem en el Salón de la Fama del Rock and Roll. El Dr. Dre lo presentó diciendo: «Quién iba a decir que este modesto chico blanco de ojos azules de Detroit pasaría de ser rechazado repetidas veces a voltear de cabeza todo lo que creíamos saber sobre el hiphop. Con ello, nos obligó confrontar nuestros propios prejuicios y contribuyó no solo al crecimiento del género, sino al nuestro también».

Tal vez te parezca que usar a Eminem como ejemplo es inusual, ya que ha generado bastantes controversias, pero es un ejemplo excelente de alguien que perseveró ante el fracaso para lograr sus metas en un espacio en el que probablemente sentía (y le dijeron explícitamente) que no pertenecía, y donde imagino que existió una historia de impostor (en su discurso en el Salón de la Fama del Rock and Roll expresó «Tal vez, en realidad, no debería estar aquí esta noche»). Tras ser pobre y desconocido, su fama y fortuna se dispararon; pero antes tuvo que luchar durante casi una década. ¿Cuál es la diferencia entre aquellos que perseveran después de años de fracaso y mensajes de que no pertenecen, y aquellos que se dan por vencidos? No conozco a Eminem en persona, pero apuesto que tenía un «motivo» bien claro que trascendía el logro de la meta durante ese tiempo. Es un artista y un creador al que le encanta presentarse en el escenario y tiene un mensaje que desea compartir. Supongo que, si Marshall Mathers nunca se hubiera convertido en el Eminem ganador de varios Grammy, Emmy y Óscar, todavía escribiría rimas y competiría en batallas de rap. ¿Seguiría deseando tener éxito? ¿Vender discos y ganarse el respeto de sus pares continuaría siendo su meta? Por supuesto, y es probable que hubiera seguido adelante, aunque no hubiera conseguido esos resultados.

REDEFINICIÓN DEL ÉXITO

¿Seguiríamos considerando que Marshall Mather es exitoso si no se hubiera convertido en el reconocido Eminem? Muchas culturas definen el éxito casi exclusivamente con base en el logro de metas. Piensa en algunas personas que consideres exitosas; ahora reflexiona sobre qué las hace ser exitosas ante tus ojos. Lo más probable es que se trate de personas que han logrado altas metas específicas. El problema de esta visión del éxito es su otra cara: que no alcanzar una meta determinada convierte a una persona en fracasada. ¡Terrible!

Voy a jugármela y sugerir que estamos totalmente equivocados porque la cuestión es que las metas son muchas veces resultados, en gran medida, fuera de nuestro control. Cuando pienso en mi objetivo más grande para este libro, sería llegar a la lista de los mejores vendidos de *The New York Times*, pero si el libro no entra en la lista, ¿significa que soy una fracasada? Si realizo todo a la perfección, me rompo el lomo y escribo un excelente libro, ¿sigue siendo posible que no termine en la lista de los mejor vendidos de *The New York Times*? *Definitivamente*. Menos de quinientos libros consiguen aparecer en la excelsa lista anual (menos del 1% de los libros publicados). ¿Eso significa que el otro 99.5% de los libros son basura y sus autores también?, ¿quiere decir que no somos escritores de verdad? Claro que no. Existen muchas decisiones que puedo tomar y pasos o acciones que puedo realizar para lograr que mi libro tenga mayor posibilidad de ser uno de los más vendidos según *The New York Times*, pero el que eso suceda no depende realmente de mí.

> Centrarse en exceso en el logro de metas como nuestra única métrica para el éxito es un enfoque problemático.

Considera lo siguiente sobre ti mismo: si te pidiera que identifiques dos o tres metas, personales o profesionales, ¿cuáles serían?

1. ______________________________.
2. ______________________________.
3. ______________________________.

Si las analizas, ¿están al 100% a cargo de ti para alcanzarlas? Te doy algunos ejemplos de grandes metas cuyos resultados no dependen por completo de ti.

1. Obtener un ascenso o empleo.
2. Conseguir 10 000 seguidores, 1 000 «me gusta», 1 000 000 de descargas, 5 000 suscriptores.
3. Conseguir un agente, ser publicado, obtener un papel.
4. Encontrar pareja o cónyuge.
5. Ganar un millón de dólares.
6. Encontrar y comprar la casa perfecta.
7. Ocupar un cargo público o convertirse en miembro del consejo o director de una empresa.
8. Sacar solo dieces de calificación.
9. Ser aceptado en una hermandad, fraternidad, universidad o escuela superior específica.
10. Ganar el Premio Nobel, un Pulitzer o cualquier otro reconocimiento.

¿Lo ves? Hay muchos pasos que puedes dar para lograr que este tipo de metas sean más *viables*, pero muchos factores externos a ti determinan si los resultados se vuelven realidad o no. Es posible que los algoritmos de las redes sociales no funcionen en tu favor, que vivas en una zona que se inclina por los discursos políticos opuestos al tuyo o que no cuentes con los recursos a los que tus competidores tienen acceso. Los obstáculos externos potenciales son muchos. Si te encuentras con alguno y te presentas como candidato para un cargo público o un puesto en una empresa y pierdes la elección, ¿estás acabado?, ¿o sigues rapeando como Eminem? ¿Qué sucedería si en lugar de establecer *resultados,* tus metas se centran en *acciones* y *cualidades de dichas acciones* en áreas que son importantes para ti?, ¿te suena conocido? A diferencia de los resultados, sí es posible influir en las *acciones* y *cualidades*. Podemos elegir cualquiera de las diez metas de la lista anterior y crear un cono de valores. Aquí te dejo un ejemplo para establecer la meta número siete: ocupar un cargo público o convertirse en miembro del consejo o director de una empresa.

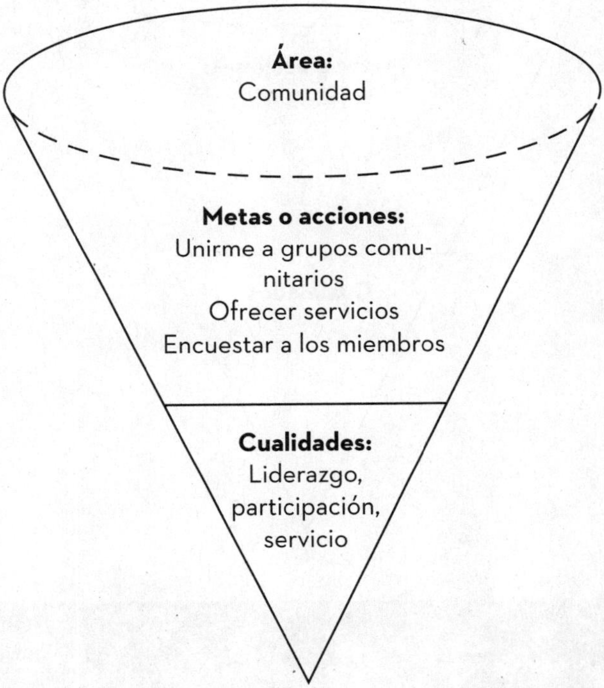

En este ejemplo, si una persona pierde una elección, puede continuar eligiendo realizar acciones valiosas y las cualidades respectivas en las áreas que le importan, como seguir contribuyendo a la comunidad desde la filantropía. Nosotros controlamos las acciones y sus cualidades, no los resultados.

Piensa en una meta propia que esté estructurada alrededor de un resultado incontrolable. ¿Puedes reestructurarla para que encaje en el cono de valores?

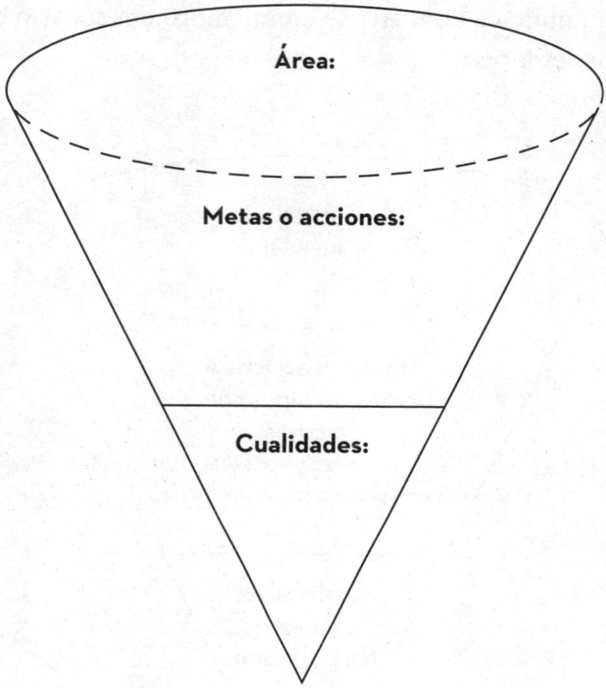

> Necesitamos redefinir el éxito no como el logro de metas orientadas a los resultados, sino como una continua elección de acciones valiosas más allá del resultado.

En otras palabras, es posible que no logres conseguir el empleo, el ascenso, los seguidores, el agente, el dinero o las calificaciones y que aun así decidas seguir comprometido y dar lo mejor de ti porque tienes claro tu propósito. Esto no significa que no te *sentirás* decepcionado, desmotivado, desalentado o cualquier otro adjetivo triste que comience con la letra «d». Sin embargo, mantener presentes tus motivos y elegir mostrarte como el tipo de persona que quieres ser (quizás una que persevera a pesar del fracaso, que elige la valentía y la voluntad, que se interesa en el aprendizaje y el desarrollo de habilidades continuos) dan un gran sentido y valor a tu vida, además de que aumenta la probabilidad de que los resultados deseados ocurran. Una forma infalible de nunca alcanzar tus sueños es darte por vencido.

Crea una identidad y decídete

En su *bestseller, Hábitos atómicos,* James Clear distingue entre resultados, procesos (las acciones que realizamos) e identidad. Él recomienda desarrollar hábitos basados en la identidad más que hábitos basados en los resultados, o sea, enfocarse en quién queremos convertirnos en lugar de en lo que esperamos lograr (¿te suena familiar?). Así que en lugar de rechazar una bebida porque estás «tratando de dejar de consumir alcohol», recházala porque «no eres un bebedor». Clear establece que «la mejor motivación intrínseca es cuando un hábito se vuelve parte de tu identidad [...] Mientras más te enorgullezcas de un aspecto particular de tu identidad, más motivado estarás para mantener los hábitos asociados con él».[1] Eminem es rapero; yo soy escritora; ¿tú quién eres?

Platiqué con Eve Rodsky, autora *bestseller* de *El método «fair play» para las tareas domésticas. Consigue un reparto equitativo en el hogar y de Find Your Unicorn Space*: *Reclaim Your Creative Life in a Too-Busy World* (Encuentra tu espacio unicornio. Recupera tu vida creativa en un mundo demasiado ocupado), y me explicó que la mejor forma que ha encontrado para avanzar frente a la incertidumbre y el complejo del impostor es recordar la cita de Rosa Parks: «Cuando tomas una decisión, el miedo disminuye». Eve combina preparación, ciencia, datos y sus propias experiencias personales para tomar decisiones. En lugar de centrarse estrictamente en un resultado deseado, para ella, tomar una decisión hace que sea «más fácil llevarla a cabo y saber que tiene valor, incluso si todos te dicen que no es así»; le ayuda a «derribar el miedo al rechazo».

Cuando el logro de metas se vuelve contraproducente

Tanto no cumplir una meta orientada a resultados como lograrla puede estancarte. Reflexiona sobre qué sucedería si consigues el empleo o ganas las elecciones. Tener claros tus motivos (o tu identidad o tu decisión) debe seguir siendo la prioridad para que, al tachar la meta de tu lista de pendientes, no sea una señal de que has terminado. En su libro *Get It Done* (Llévalo a cabo), Ayelet Fishbach cita investigaciones en las que se halló que las personas que logran sus metas limitan sus acciones hasta tener un nuevo objetivo; por ejemplo, una corredora que se establece una meta de 42 km relajará su rutina para correr hasta que otro maratón aparezca en el horizonte, incluso si este está a un año o más de distancia.[2] Esto parece contraproducente si tus razones para correr se relacionan con valores que te importan mucho (como el acondicionamiento físico, los desafíos, la presencia, la perseverancia o la destreza) más que con simplemente lograr una meta orientada a resultados de vez en cuando.

Hace varios años, establecí la meta de correr mis primeros 5 km, por lo que realicé un programa de entrenamiento *Couch to 5K* (Del sillón a los 5 km) y competí en la carrera del Día de la Madre. Tener una meta establecida me motivaba a entrenar, pero mis primeros 5 km fueron también los últimos, porque no conecté la meta con mis valores. No fue hasta que identifiqué lo importante que era para mí modelar un estilo de vida saludable para mis hijos (ese era mi valor), que empecé a hacer ejercicio con constancia. Hace poco, un nuevo médico se refirió a mi como «la atleta» y yo solté la carcajada, ya que aún no había llegado a esa parte de mi identidad. «Soy escritora» me tomó unos 12 años, pero estoy probando con «Soy una atleta» como parte del proceso de desarrollar hábitos más duraderos que los que dictan estrictamente las metas orientadas a resultados.

¿Qué ocurre cuando lograr tus metas detona el complejo del impostor? Esa narrativa de «por-Dios-no-puedo-creer-que-conseguí-el-trabajo-quién-soy-yo-no-soy-nadie-soy-un-farsante» amenaza con espantarte y causar que te des por vencido o te agotes esforzándote en exceso para demostrar tu valía. Si sostienes los resultados con suavidad y mantienes presentes tus motivos, puedes seguir eligiendo las acciones y sus cualidades que representan el Yo que en verdad quieres ser.

¿Sostener los resultados con suavidad?[3]

Ahora mismo, encuentra algo que puedas sostener con la mano: una pluma, un lápiz o un labial, y piensa en una meta orientada a resultados en la que estés trabajando. Considera toda la energía, atención y esfuerzo que has estado invirtiendo para lograrla. Ahora aprieta el objeto tan fuerte como puedas en representación de todo el esfuerzo que has realizado para cumplir esa meta y advierte cómo se siente. ¿Cómo calificarías la fuerza de tu agarre en una escala del 0 al 100? Después, relaja tu mano en un 50% (si estabas en 8, apriétalo a una escala de 4) y observa cómo se siente. Ahora, agárralo tan suavemente como puedas sin soltarlo y nota cómo se siente. ¿Qué es lo que no ha cambiado? Sigues sujetando el objeto. ¿Cómo podrías continuar avanzando con acciones que permitan que sea más probable lograr tus metas centrándote en las cualidades que valoras a la vez que sujetas el resultado con mayor suavidad?

PUNTOS DE POSIBILIDAD

Cuando estaba en la universidad, una administradora en la clínica de ansiedad en la que hacía mis prácticas me reprendió por reírme muy fuerte. Me encontraba en la oficina del fondo, donde los clientes no podían oírme, pero ella de todas formas quería que bajara la voz, así que lo hice. Días después, esa misma administradora me regañó por no sonreír lo suficiente, por lo que me disculpé y traté de sonreír sin reírme muy fuerte. Quería encajar y que me consideraran aceptable; especialmente para evitar ser excluida por ser, como me temía, una farsante. En el programa, te metías en problemas si te reportabas enfermo, pero también si te presentabas así. Era imposible ganar. Recuerdo haber pensado: «Tal vez si me choca un camión, no tan fuerte como para causar un daño permanente, pero lo suficiente para terminar legítimamente en el hospital, podría tomar un descanso sin meterme en problemas».

Así de tóxico como era, en cierta forma ahora lo veo como un regalo. Me percaté de que, de la misma forma que no podemos controlar los resultados, tampoco podemos controlar a otras personas (sus pensamientos, sentimientos, expectativas o acciones). Lo único que podemos controlar es cómo elegimos mover el cuerpo y usar la voz en cada momento presente, el cual es un punto de posibilidad (PDP). ¿Qué sería posible (cómo se manifestaría tu vida) si eliges los valores por encima de la comodidad?

Cuando dejé de reírme y comencé a sonreír, no estaba eligiendo, sino siendo la persona que esa administradora quería que fuera, en un intento por controlar un resultado: caerle bien y obtener su aprobación.

Era un viejo patrón desprovisto de posibilidades nuevas. Si pudiera regresar al pasado, reflexionaría qué sería posible si eligiera basarme en mis valores. Si me preguntara «¿Quién es el Yo que más deseo ser en este PDP?» o «¿Qué elegiría priorizar en este contexto para que mi vida florezca?», las respuestas girarían en torno a la autenticidad. Elegiría sonreír cuando sintiera alegría o placer, o cuando quisiera conectar con alguien más; no sonreiría si sintiera tristeza, miedo o cualquier otra emoción que para mí no fuera coherente con sonreír, y me reiría cuando me estuviera divirtiendo. ¿Me habría defendido? Quisiera creer que hoy en día lo haría, pero es probable que no lo hiciera en ese entonces, aun considerando mis valores. Se trataba de un contexto con una clara diferencia de poder, e históricamente, confrontar a aquellos que nos evaluaban no terminaba bien; sin embargo, no me callaría en piloto automático por miedo, sino que elegiría guardarme mis comentarios con el objetivo de encarnar los valores de seguridad y sobrevivencia.

Los valores no tienden a cambiar drásticamente con el tiempo, pero, como ya analizamos en el capítulo 5, el contexto importa. Las cualidades que elegimos encarnar en un entorno o situación interpersonal pueden diferir de las que elegimos en el siguiente. Quizás suelas elegir ser abierto y auténtico en relaciones interpersonales, y tener límites estrictos en relaciones donde han usado repetidas veces la vulnerabilidad en tu contra. Lo importante es que elijas consciente y deliberadamente, en lugar de aplicar una serie de valores de forma rígida y reglamentada.

Consultar a un experto en valores

El proceso de identificación de valores es una exploración y descubrimiento continuos. En este punto, es posible que ya tengas mucho más claro cómo quieres mostrarte mientras transitas tu mundo con respecto a ciertas acciones, cualidades y contextos, al mismo tiempo que sostienes suavemente los resultados. Quizás también te sientas un poco confundido en cuanto a cómo poner algunos de tus valores en práctica. Leer y escribir (lo que hemos hecho hasta ahora) es un gran inicio, pero vivir con base en tus valores se relaciona más bien con actuar. Si no estás seguro de cómo luce «actuar» el amor, la presencia, la autenticidad, la valentía o cualquier otro valor, puedes hacer lo mismo que haces cuando acudes al dentista por un dolor de muelas o a un contador para declarar tus impuestos: consultar a un experto.[4]

Elige el valor que te gustaría poner en práctica, piensa en alguien que sabes que lo ejerce con maestría y pídele una entrevista. ¿Qué es lo que más te causa curiosidad? Prepara preguntas que te ayuden a explorar cómo se refleja este valor en el comportamiento y a obtener ideas que te sirvan para tus propias acciones viables.

Te doy un ejemplo del valor de la valentía. Te puedes acercar a la persona diciéndole algo como lo siguiente: «En verdad admiro la forma en que enfrentas los retos. Me he dado cuenta de que compartes tu opinión con libertad y te mueves con osadía en tu profesión. Para mí, eso es un ejemplo de valentía, que es un valor que aprecio y que me gustaría ejercer más. ¿Responderías algunas preguntas sobre cómo has podido hacerlo tan bien?».

Podrías hacer preguntas como estas:

1. ¿Qué significa vivir con valentía para ti?
2. ¿Cómo has puesto en práctica la valentía?
3. ¿Siempre has vivido con valentía? Si no es así, ¿qué te hizo enfocarte en este valor y cómo te fue posible hacer este cambio?
4. ¿Qué has notado sobre tu persona, tus relaciones o tu carrera desde que comenzaste a vivir con valentía?, ¿ha cambiado algo para ti?
5. ¿Qué impacto crees que tiene en los demás vivir con valentía?
6. ¿Qué obstaculiza tu decisión de actuar con valentía?, ¿qué te ayuda cuando te estancas?

Si una entrevista formal no es tu estilo, puedes obtener la misma información en una conversación informal tomando un café o durante una comida. De cualquier forma, una vez que termine la entrevista o conversación, dedica un poco de tiempo a reflexionar sobre lo que aprendiste y considera por qué elegiste a esa persona en particular y cómo te sientes con la interacción. ¿Qué aprendiste que pudiera ayudarte a poner en práctica el valor que elegiste? El conocimiento puede interponerse, ¿aun así, la sabiduría y experiencia de la persona que elegiste te motivaron a seguir adelante? Considera cuán diferente sería tu vida si te comprometieras a encarnar este valor.

Las cuatro pes

Cada momento presente es un PDP: una oportunidad para soltar los resultados (o al menos de sujetarlos con mayor suavidad) y centrar tus valores en decidir qué decir y cómo actuar. Puedes desglosar cada PDP en cuatro pes.

Pausar: Detente un instante y reconoce que estás en un PDP. ¡Ya está aquí! Pregúntate: «¿Cuál quiero que sea el propósito de este momento, acercarme a mis valores o alejarme de la incomodidad?». Con frecuencia, las decisiones que se enfocan en la comodidad terminan siendo elecciones que nos alejan de nuestros valores (aunque no siempre es así).

Preferir: Ahora elige, ¿cuáles son los valores que deseas recrear en este contexto?, ¿cuál es el Yo que quieres ser en este momento?

Perseverar o permitirte cambiar de rumbo: Con base en los valores que elegiste, ¿deseas perseverar en tu conducta actual o permitirte cambiar de rumbo hacia una nueva acción o cualidad de acción que sea más congruente con tus valores?

Todo lo que tenemos es el momento presente; el pasado se fue y el futuro todavía no ocurre. Incluso durante la lectura de este capítulo, has vivido varios momentos presentes en los que has elegido el Yo que quieres ser: ¿das una ojeada, sueñas despierto y te saltas los ejercicios?, ¿o le dedicas toda tu atención y esfuerzo? No hay bueno o malo, solo pausar, preferir y perseverar o permitirte cambiar de rumbo en cada momento de acuerdo con tus valores.

Observa la palabra *momento*, que justo en medio tiene la palabra «me» (*me* significa «yo» en inglés). Yo en medio de este momento. Cuando estés en momentos presentes (PDP), puedes visualizar esta palabra y preguntarte: «¿Cuál es el Yo que más deseo ser en este momento?».

MOMENTO

Es perfectamente válido tener metas orientadas al futuro en las que desees trabajar y no estoy sugiriendo que te deshagas de ellas por completo, pero quiero que las conectes con los valores: dedicar tu atención y apreciar cada momento presente con conciencia al tiempo que persigues tus metas, sujetas los resultados con suavidad, y eliges acciones y cualidades de acciones centradas en el Yo que quieres ser. Los valores crean motivación intrínseca cuando el cumplimiento de una actividad se siente como un fin en sí mismo; es algo que queremos hacer y no algo que debemos hacer. Es más probable que perseveremos (incluso si no obtenemos el resultado deseado) cuando las acciones que realizamos para lograr nuestras metas están impulsadas por una motivación más intrínseca.[5] No siempre es fácil, pues a menudo elegir lo que importa te vuelve más vulnerable y representa un mayor riesgo. Tanto anhelar la zona de confort como escuchar a nuestro duro crítico interno pueden convertirse en un obstáculo.

Resumen: Qué debes saber

- Enfocarse en exceso en el logro de metas como la única métrica para medir el éxito es problemático, especialmente cuando las metas son resultados.
- Con frecuencia, los resultados están fuera de nuestro control.
- Las acciones (cómo movemos el cuerpo o usamos la voz) están bajo nuestro control.
- Podemos redefinir el éxito como una constante elección de acciones basadas en los valores, independientemente del resultado.
- Cada momento presente es un punto de posibilidad (PDP). Decide cómo proceder usando las cuatro pes: pausar, preferir y perseverar o permitirte cambiar de rumbo.

Trabajo: Qué hacer

Redefine tus metas orientadas a resultados usando el cono de valores.

- Entrevista a una persona que viva exitosamente ejerciendo un valor que deseas encarnar.
- En el PDP, aplica las cuatro pes para centrarte en tus valores.
- Elige el Yo que deseas ser en cada momento.

7
EL DURO CRÍTICO INTERNO

> Uno piensa: «¿Por qué querrían verme de nuevo en una película? Ni siquiera sé actuar, así que, ¿por qué estoy haciendo esto?»
>
> MERYL STREEP, LA ACTRIZ CON MÁS NOMINACIONES AL ÓSCAR DE LA HISTORIA

Cuando se publicó mi segundo libro, *Be Mighty* (Sé poderoso), tuve la fortuna de aparecer como invitada en varios pódcast y otros medios de comunicación, y una de esas ocasiones fue mi segunda aparición en mi pódcast favorito, *Psychologists Off the Clock* (POTC). Mientras me preparaba para la publicación del libro, me quedó claro que, aunque ser invitada en un pódcast era una herramienta útil para correr la voz, ser la presentadora de uno tenía mucho más potencial. Tener un pódcast se volvía rápidamente un método cada vez más popular para que los autores y otros profesionales crearan plataformas con el fin de expandir su penetración en el mercado. Fuera de ser entrevistada y escucharlos, no sabía nada sobre crear un pódcast, así que después de mi segunda entrevista en POTC, me comuniqué con las copresentadoras para pedirles consejos sobre comenzar un posible programa, pero en lugar de dármelos, me invitaron a ser copresentadora permanente de POTC. No podía creerlo y, como se podrán imaginar, mi crítica interna y mi voz de impostora tampoco podían creerlo: «Santo cielo, las engañé por completo. No tengo idea de lo que estoy haciendo. Soy una fan, no una presentadora. En el mejor de los casos, soy una invitada, pero ¿presentadora? Haré el ridículo y se darán cuenta de que soy incompetente y no soy quién para hablar con gente inteligente y famosa sobre su trabajo». Mi mente iba a toda velocidad, pero ¿estaba tratando de sabotearme o había algo más detrás?

ENFRENTAR AL CRÍTICO INTERNO

Nuestras mentes son expertas en criticar, pero, a diferencia de Siskel y Ebert, quienes a veces les daban el visto bueno a las películas, nuestros críticos internos tienden a un sesgo negativo y encuentran razones para dar el visto malo a un sinnúmero de situaciones con una frecuencia dolorosa. Aunque esto parece ser innecesariamente cruel, el crítico interno está diseñado para ser útil. Recuerda que los humanos primitivos que cazaban, recolectaban y migraban juntos tenía mayores posibilidades de sobrevivir. No teníamos escamas o garras para defendernos, pero nos teníamos los unos a los otros. Asegurarnos de mantener nuestro estatus en nuestro grupo era una cuestión de vida o muerte: «¿Estoy a la altura?, ¿otorgo valor?». La voz interna que dice: «No soy suficientemente bueno; no pertenezco» está diseñada para mantenernos alerta y evitar que nos volvamos autocomplacientes y perdamos nuestro lugar en la comunidad. Parece ser que este crítico interno es una experiencia humana universal que heredamos durante la evolución.[1]

Haz una pausa ahora mismo y trae a tu mente un pensamiento doloroso que te cause angustia (uno que haya estado presente por largo tiempo, que conozcas, que se sienta convincente y auténtico). Apuesto a que no estás pensativo, confundido o sin poder generar ese pensamiento; lo más probable es que estés pensando: «Mmm... ¿Cuál? Tengo tantos». He planteado esta pregunta en muchas sesiones de terapia y capacitaciones profesionales, y aún no encuentro a alguien que no tenga esta voz interna crítica. Puede parecer que está tratando de detenernos y quizás la tuya lo haya logrado, pero tal vez lo opuesto es verdad y nuestro crítico interno intenta protegernos o ayudarnos de alguna manera.

Si hablaras con tu crítico interno y le preguntaras: «¿Qué deseas para mí?, ¿qué temes que ocurrirá si dejas de criticarme?, ¿qué estás intentando hacer por mí?», ¿cómo respondería esa voz? Estos son algunos ejemplos de lo que el crítico interno podría decir y la manera en que posiblemente esté tratando de ayudarte. Llena el espacio en blanco con tus propios pensamientos y conclusiones.

No eres suficientemente bueno.	Estoy tratando de ayudarte a ser mejor y protegerte del fracaso.
No estás en forma.	Estoy tratando de mantenerte sano y protegerte de la enfermedad, de una muerte temprana, del juicio y del rechazo.
Eres un farsante.	Estoy tratando de ayudarte a tener éxito y protegerte de la humillación.

El asunto es que, si casi todo ser humano anda por la vida con un crítico interno, es improbable que se trate de una patología que pueda curarse. Estoy segura de que te encantaría callar a tu crítico interno y que, incluso, lo has intentado. Nota lo que sucede cuando te peleas con tu crítico interno. Yo lo he hecho y nunca ha funcionado. Cuando intento convencerme de todas las formas en las que soy suficientemente buena o no soy una impostora, mi mente simplemente interrumpe diciendo «Sí, pero...», y rellena el espacio en blanco de la tabla anterior con datos para probar lo contrario. Evolucionamos para vivir con esta voz interna; no queremos despojar a un camaleón de su camuflaje (incluso si este lo considera horrible), así que tal vez tampoco sea necesario que silenciemos a nuestro crítico interno.

La paradoja de la supresión de los pensamientos

Las investigaciones han demostrado que los intentos por cambiar o suprimir los pensamientos suelen ser contraproducentes.[2] Por ejemplo, en un estudio, se pidió a los sujetos que no pensaran en osos blancos, pero no solo sus esfuerzos fracasaron, sino que pensaron en osos blancos mucho más que los sujetos a los que se les pidió pensar en ellos.[3]

Puedes comparar la ciencia con tu propia experiencia probando lo siguiente: piensa en un globo rojo y di «globo rojo» cinco veces. Ahora intenta no pensar en un globo rojo tanto como puedas; tómate un minuto y observa lo que sucede. Ahora elige cualquier objeto en la habitación y enfócate en él para inhibir el pensamiento del globo rojo; observa lo que sucede. En mi caso, cuando me enfoco en mi lámpara rosa, el globo rojo sigue flotando detrás, al son de la canción «99 Red Balloons» de Nena. Y ahora estoy pensando en Pennywise de Eso, todo mientras me siento frustrada por no poder suprimir los pensamientos del globo rojo, irritada por tener pegada en la mente una canción que no me gusta y asustada por el payaso asesino de Stephen King. ¡Qué desastre!

Parte de la razón por la que la supresión de pensamientos es ineficaz es que cada vez que verificas si lograste evitar un pensamiento (con preguntas como «¿está funcionando?, ¿no estoy pensando en el globo rojo?»), el acto de verificación trae consigo ese pensamiento a la mente.

Los Borg, extraterrestres cibernéticos de *Viaje a las estrellas: La nueva generación* acertaron con su frase célebre: «La resistencia es inútil», y existe una razón por la que esta frase es tan distintiva de nuestra cultura pop: todos la entendemos, incluso si nunca hemos visto un episodio completo de *Viaje a las estrellas* (alzo la mano, a pesar del desasosiego de mi esposo). Necesitamos hacerlo diferente. Debemos ver los pensamientos críticos, ya sean los del impostor o los de otro tipo, solo como pensamientos (sonidos, sílabas e imágenes) con los que podemos elegir relacionarnos de maneras más o menos útiles. En otras palabras, nuestro crítico interno no es el problema; lo que nos mantiene estancados son los patrones usuales de inflexibilidad psicológica que hemos aprendido en respuesta a esa voz interna.

En una ocasión, un cliente comparó nuestras mentes con un vendedor de puerta en puerta. Estos agresivos vendedores ambulantes tratan de vendernos pensamientos, ya que usan la urgencia para hacernos comprar lo que están ofreciendo, y nosotros cedemos para liberarnos de ese sentido de urgencia y para que el insistente vendedor se calle y se vaya. Sin embargo, muchas veces, una vez que el vendedor se va, deseamos regresar lo que compramos, pero es demasiado tarde. En el capítulo 8, te enseñaré cómo forjar una relación nueva con tu agresivo vendedor interno, quien intenta presionarte para que «le compres» a tu voz impostora y otros pensamientos autocríticos, pero primero vamos a adentrarnos más profundamente en los patrones de pensamiento y conducta que podrían estarse interponiendo en tu camino, ya que reconocerlos es un primer paso esencial para cambiarlos.

Patrones de pensamiento rígidos

Los seres humanos tenemos más de 6 000 pensamientos revoloteando en nuestras mentes todos los días,[4] y los negativos atraen nuestra atención más que los demás.[5] Cuando crecemos, desarrollamos pensamientos para darle sentido a nuestras experiencias.[6] Si tus padres no te atendieron de niño, es posible que hayas desarrollado pensamientos como «No soy importante. No puedo confiar en las personas que deberían cuidarme». Los pensamientos generan conductas que nos protegen en el momento en que se desarrollan, así que quizás te vuelvas ferozmente autosuficiente para asegurarte de estar bien cuando tus padres no te cuiden, lo cual produce una baja exposición al daño. Sin embargo, como adulto, es posible que sigas evitando la confianza en las relaciones y no te permitas fiarte de otros. Aunque tal vez esto te haga sentir seguro y en control, al final, erosionará tus relaciones y probablemente ocasionará *burnout* y soledad. Funciona… hasta que ya no es así. Es más, el fracaso de tus relaciones reforzará la creencia: «No soy importante. No puedo confiar en las personas que deberían cuidarme».

Julie Lythcott-Haims, exdecana de Stanford y autora de cuatro libros, incluidos los bestsellers, según *The New York Times*, *How to Rise an Adult: Break Free of the Overparenting Trap and Prepare Your Kid for Success* (Cómo criar a un adulto. Libérate de la trampa de la sobreprotección y prepara a tu hijo para el éxito) y *Your Turn: How to Be an Adult* (Tu turno. Cómo ser un adulto), compartió su experiencia como estudiante universitaria negra y birracial durante veinte años viviendo en una cultura gordofóbica.[7] Tras contraer tos seca, Julie hizo una cita en la clínica estudiantil y, después de esperar una cantidad de tiempo inusual, un médico vino finalmente a atenderla. Sin hacer contacto visual, la recibió con un «¿Ya notaste cuánto has subido de PESO desde que llegaste a Stanford?». Parecía estar sorprendido y enojado. Le aventó unos papeles, la regañó y le ordenó que siguiera una dieta de 1 200 calorías, pero no le hizo una sola pregunta sobre su tos. De hecho, Julie tuvo que preguntarle: «¿Qué hay de la tos?», a lo que respondió despectivamente «Ah, te daremos antibiótico para eso». Julie salió corriendo de la clínica envuelta en vergüenza y rompió a llorar. Casualmente, no sufría ni un solo problema de salud relacionado con su peso.

Esta experiencia ocasionó que Julie desarrollara pensamientos como «Los proveedores que se supone que deben brindar atención avergüenzan a personas como yo. No se puede confiar en que los médicos proporcionarán atención segura o adecuada a personas como yo». Dejó de acudir al médico como una forma de reducir su exposición al peligro y cuando surgía una necesidad aguda, acudía a urgencias (donde asumía que se enfocarían menos en su peso) o esperaba a perder muchos kilos antes de solicitar atención médica. Dadas sus creencias, esto tenía sentido y «funcionó» (darle un sentido de protección) hasta que dejó de hacerlo (sacrificaba la atención médica por meses, incluso si sufría en niveles significativos).

Quedarse enganchada en pensamientos e historias generó en Julie una conducta evasiva que le costó sus valores relacionados con la salud. También creó resultados más problemáticos que los que protegía mediante la evitación en primer lugar.

Al eludir a los médicos, Julie intentaba evitar no solo la crítica y la vergüenza, sino los recuerdos de su dolorosa experiencia pasada, pero siempre que presentaba síntomas problemáticos que indicaban que necesitaba atención médica, estos los interpretaba como un recordatorio de las razones por las que había elegido no ir a consulta. En otras palabras, probablemente la experiencia de vergüenza original la perseguía más cuando se negaba a recurrir al médico (o al menos de igual manera). Asimismo, evitar recibir atención regular la ponía en mayor riesgo. Cuando Julie evitaba ser tratada, la ausencia de una experiencia vergonzosa reforzaba la creencia de «Solo estoy bien porque he eludido a los médicos». Rehusarse a acudir a consulta era, además, una forma infalible de recibir críticas de estos, lo que reforzaba su creencia original: «Los proveedores que se supone que deben brindar atención avergüenzan a personas como yo. No se puede confiar en que los médicos proporcionarán atención segura o adecuada a personas como yo».

Ahora analicemos otro ejemplo que se relaciona específicamente con el complejo del impostor.

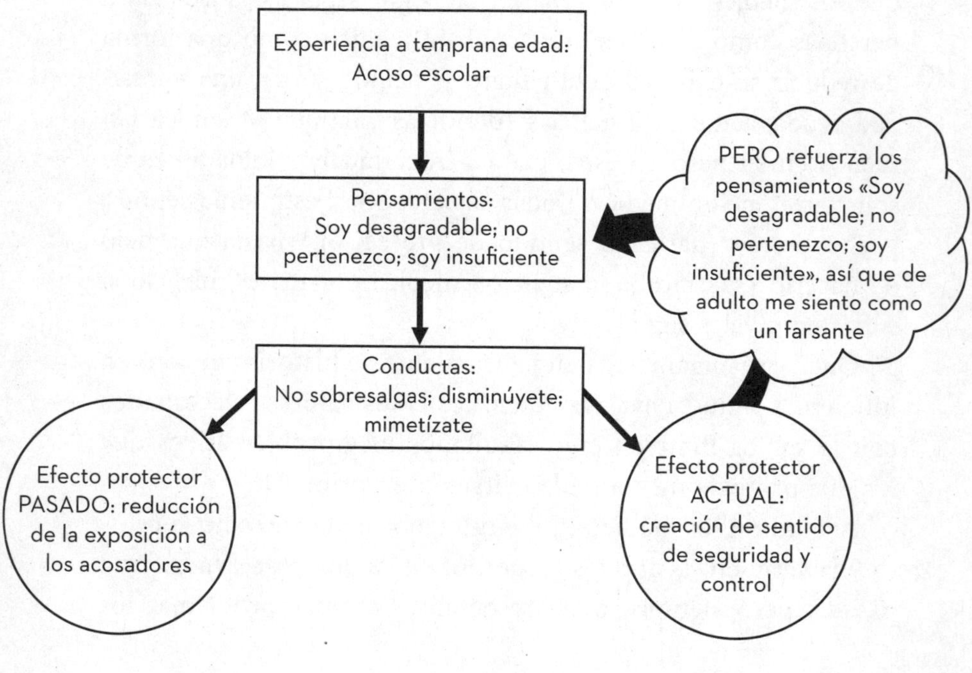

Es fácil quedarse atrapado en estos patrones, ya que la percepción de seguridad y control es seductora, pero ¿a qué precio?, ¿qué pensamientos e historias has desarrollado debido a tus propias experiencias de vida, incluidas aquellas relacionadas con el complejo del impostor y la marginación?, ¿qué conductas protectoras han surgido como resultado?, ¿cómo te mantuvieron a salvo entonces y de qué manera te protegen ahora?, *¿de qué forma te mantienen estancado*? Llena tu propio ciclo.

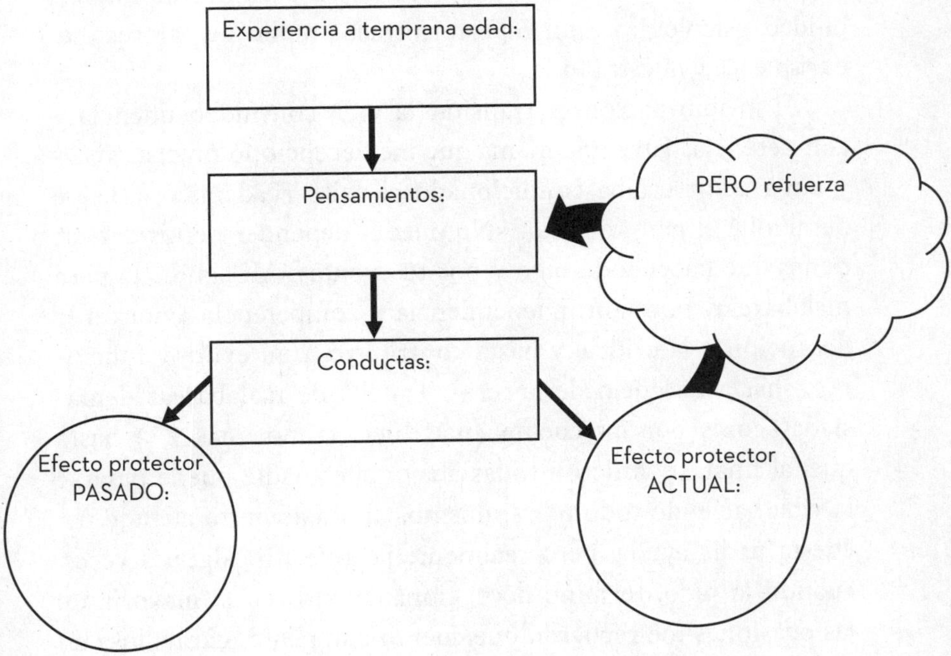

Comprender mejor tus patrones de pensamiento y conducta te permitirá ser más consciente de tus detonadores y bombas: los desencadenantes y las reacciones automáticas que tal vez te brinden comodidad, alivio o seguridad, pero que no concuerdan con tus valores. La conciencia es crucial para desactivar las bombas, de lo cual hablaremos en el siguiente capítulo.

Julie se sigue sintiendo ansiosa cuando se sube a la báscula en las consultas médicas y sigue escuchando a ese horrible médico de 1988 en su mente, pero ya no permite que las opiniones de otros sobre su cuerpo afecten su derecho a vivir bien y a disfrutar de la vida mediante la atención médica necesaria. Incluso llevó su experiencia un paso más allá y se ofreció como voluntaria en el consejo de Black Women's Health Imperative, una organización sin fines de lucro que apoya la salud de las mujeres y niñas afrodescendientes. Julie es un ejemplo destacado de cómo podemos cambiar nuestros patrones de inflexibilidad psicológica a un repertorio más amplio de valores que enriquezcan nuestra vida.

Mi propio patrón es transitar la vida con independencia y competencia. Tuve una mamá que me decepcionó muchas veces y cuyo amor estaba condicionado al éxito académico, así que desarrollé el pensamiento: «No puedes depender de los demás; tienes que hacer todo bien y por tu cuenta». Mi conducta para malabarear todo con independencia y competencia evitaron la decepción y la crítica, y hasta contribuyó a mi éxito, y funcionó... hasta que dejó de hacerlo. Trataba de malabarear demasiadas cosas por mi cuenta (más bien, como unas 27) hasta que, al final, se vinieron todas abajo, pues nadie puede pasarse la vida haciendo todo por sí mismo. Ahora advierto cuando me cuesta pedir ayuda, pero realmente la necesito. Algunas veces, cuando la pido, termino decepcionada, pero en la mayoría de las ocasiones me recuerdo que cuento con gente maravillosa en mi vida a la que le complace apoyarme. Cada vez que tomo un riesgo, mi experiencia me recuerda que no todos son como mi mamá y me muestra quién tiene mayor probabilidad de satisfacer mis necesidades, lo cual es información importante que adquirimos solo con la experiencia, no a través del lenguaje (suposiciones, predicciones y juicios).

Ya leíste la mitad del libro y, con suerte, comprendes mejor el complejo del impostor, los valores y los patrones que ya no te funcionan. En los capítulos restantes, aprenderás a controlar los pensamientos y las emociones que se entrometen en el camino hacia tener una vida basada en los valores, a fin de que estés mejor equipado para elegir conductas que te permitan vivir la vida a lo grande. Es hora de soltar esas respuestas automáticas basadas en patrones que te hacen vivir a medias y que ya no te sirven.

Los pensamientos que nos causan conflicto, que son familiares y convincentes, no tienden a cambiar mucho con el tiempo, sin importar lo mucho que lo intentemos. La evolución nos programó para enfocarnos más en los aspectos negativos mientras tratamos de darle sentido al mundo,[8] pero podemos reconocer los pensamientos que producen patrones de conducta inviables y elegir responder a ellos de una manera diferente. Algunas veces, escuchar tus pensamientos será una decisión congruente con tus valores; otras, no. Recuerda que el objetivo principal de este libro es desarrollar la flexibilidad psicológica, lo que implica modificar nuestra relación con los pensamientos de impostor autocrítico y reconocer cuándo es útil escucharlo, cuándo no y qué hacer en su lugar.

Resumen: Qué debes saber

- Los pensamientos de autocrítica, incluidos los de impostor, son una parte normal del ser humano.
- Tu crítico interno está tratando de ayudarte y protegerte.
- Intentar controlar o suprimir los pensamientos es contraproducente y los potencia aún más.
- Las conductas de autoprotección funcionan... hasta que ya no lo hacen.

Trabajo: Qué hacer

En un diario, en tu computadora o en los márgenes del libro, responde lo siguiente:

- De qué forma están tratando de ayudarte o protegerte tus pensamientos de autocrítica.
- Tus patrones de experiencia, pensamientos y conductas (a fin de comprender que lo que una vez fue útil, ya no te sirve).

8
DECIDIR CUÁNDO ESCUCHAR (Y CÓMO NO HACERLO)

Siempre existirán críticos y opositores que te dirán lo que no puedes hacer [...]. Te motivan a elevarte alto, a desafiarte a ti mismo y a demostrarles que están equivocados.

José Andrés

A inicios de mi carrera como psicóloga, trabajé como terapeuta para una organización de cuidado de la salud que valoraba a sus investigadores más que a sus médicos clínicos. El personal clínico brindaba atención a los pacientes, pero los investigadores traían el dinero de las becas. Me sentía explotada, poco apreciada y sin inspiración. Una amiga que conocía mi situación y quería ayudarme, me avisó sobre un puesto de profesor en un programa doctoral en Psicología Local, en el cual tendría que desempeñar distintas funciones: profesora, investigadora, mentora y terapeuta clínica. Trabajaría en la universidad cuatro días a la semana y el quinto día en una práctica privada para que los estudiantes se beneficiaran de tener una profesora que practicaba lo que pregonaba. No se trataba de un entorno académico tradicional; se fomentaba la investigación y se otorgaban modestas becas de arranque a los nuevos docentes para establecer laboratorios iniciales, pero a diferencia de los programas doctorales, los salarios provenían de fondos garantizados y no dependían de las subvenciones. Cuando me entrevistaron para el puesto, sucedieron tres cosas. Primero, justo antes de iniciar mi charla laboral (una presentación oral sobre mi trabajo dirigida al departamento), los profesores entraron a la sala sonriendo, platicando y abrazándose al saludarse. Nunca había visto algo así en un entorno académico tradicional. Segundo, mi próximo jefe, que era fan de los Yankees de Nueva York, me dijo que la única forma en que no conseguiría el empleo sería si era fan de los Red Sox. Sabía que era de Boston y ya me estaba molestando con eso, lo cual me encantó. Tercero, cuando un miembro de la facultad que sabía que estaba siendo entrevistada para otro puesto bromeó diciendo: «Nuestro programa es mejor que el suyo», su colega psicoanalítico, quien sabía que era conductista, respondió: «Aquí no recurrimos a esas defensas primitivas» y guiñó el ojo. Entonces supe que todos los puntos de vista serían bienvenidos.

Una vez que conseguí el empleo, ocupar el puesto debió de haber sido fácil, ¿no? Desempeñaría varios papeles, sería valorada como terapeuta clínica y trabajaría con personas que conectaban entre ellas, eran graciosas y tolerantes. Intenté decírselo a mi mente, pero lo que ella me dijo fue «¿Cómo vas a ser mentora de estudiantes que están desarrollando proyectos de investigación si eres malísima investigando? ¿Estadísticas?, ¿vas a ayudar a los estudiantes con eso? Ni de broma. ¿Cuánto tiempo crees que puedas mantener la farsa antes de que te descubran? Será cuestión de suerte si llegas a durar un semestre».

Para complicar más el asunto, obtuve mi doctorado en uno de esos entornos académicos tradicionales. En mi programa nos hacían (equivocadamente) creer que el tipo de universidad en el que estaba solicitando trabajar (en psicología se le llama *escuela profesional*) era inferior. Me sentía muy afortunada por mi educación, como si la facultad hubiera tomado un gran riesgo conmigo al darme uno de los 12 puestos disponibles para mi cohorte, el cual nunca creí merecer, así que mi mente tenía su opinión sobre eso también: «¿Cómo se te ocurre tan siquiera considerar pasarte al otro bando? Decepcionarás a todos tus exmentores y se arrepentirán de haberte dado una oportunidad. Tu reputación se irá por el caño».

Debía tomar una difícil decisión: podía seguir mi instinto, sabiduría y valores, todos los cuales decían que este sería el empleo perfecto para mí, o podía escuchar a mi crítica interna y voz impostora, y quedarme en el empleo del hospital. Es posible que parezca que fue una decisión sencilla, pero los pensamientos de la crítica interna y de la impostora (los cuales intentaban protegerme de un posible fracaso, humillación y rechazo) venían acompañados de mucho miedo, incertidumbre e inseguridad. El no huir de esas emociones y tomar el riesgo de que mi mente tuviera la razón, todo mientras dejaba atrás un ingreso perfectamente estable, se sentía como un gran riesgo.

> Tomar decisiones importantes que impliquen un cambio casi siempre se percibe como un riesgo. No hay manera de saber cuál será el resultado, por lo que tiene sentido que los pensamientos y las emociones se conviertan a menudo en obstáculos para avanzar.

Para entonces, había estado aprendiendo, enseñando y cultivando la flexibilidad psicológica durante ocho años. Con las herramientas que usaba y enseñaba, me puse a trabajar y observé mis pensamientos inútiles de manera curiosa, pero imparcial. Descubrí las formas en que trataban de protegerme de cometer un error; le di espacio al miedo, la duda y la incertidumbre; sujeté los resultados con suavidad, y presté atención plena a mis valores: el Yo que más deseaba ser en lo referente a mi carrera. No tenía ganas de permanecer en un empleo que no me inspiraba solo para evitar la sensación de culpa que pudiera surgir si decepcionaba a mi programa anterior ni quería desaprovechar una emocionante oportunidad de crecimiento porque me sentía como una farsante. Me encantaba enseñar y hasta había ganado premios por hacerlo; quería encarnar ese placer de nuevo.

En el PDP, con placer, valentía, voluntad y desarrollo de habilidades al timón (en verdad tuve que repasar el tema de estadísticas, aunque no tanto como mi mente acosadora quería hacerme creer), decidí ser fiel a mí misma y mis valores, independientemente de mis experiencias internas. Acepté el puesto y me encantó; incluso gané el premio de profesor destacado en mi segundo año. Cuando por fin le confesé al director de mi programa previo de doctorado que me había ido al otro bando, se mostró encantado por mí. Recordó mis premios anteriores como docente y mis habilidades como terapeuta clínica. Resulta que no había engañado a nadie, pues nunca me consideraron una académica tradicional. Agradezco no haber permitido que eso ni ningún otro pensamiento o emoción compleja decidieran por mí.

FORJAR UNA NUEVA RELACIÓN CON LOS PENSAMIENTOS DE IMPOSTOR

Los pensamientos y las emociones comparten una relación bidireccional. Si tu supervisor te pide que vayas a su oficina y tú piensas: «¡Oh, no! Seguro me va a despedir», es probable que sientas terror o ansiedad (o quizás esperanza y alegría si detestas tu trabajo; ¡ojalá te den una liquidación!). Si te sientes ansioso y te dicen algo ambiguo, es posible que lo interpretes como amenazante en lugar de neutral.[1] En otras palabras, los pensamientos afectan cómo nos sentimos, las emociones afectan cómo pensamos, y tanto los pensamientos como las emociones pueden afectar cómo actuamos... si se los permitimos.

En los últimos cincuenta años, la teoría psicológica prevaleciente sobre los pensamientos y la salud mental indica que, debido a que la manera en que pensamos influye en cómo sentimos, debemos modificar nuestros pensamientos a fin de cambiar nuestras emociones, y las investigaciones ofrecen respaldo en favor de esta idea.[2] Si también observas tu experiencia personal, verás cómo esto puede ser útil; por ejemplo, trae a tu mente una junta o una capacitación obligatoria de Recursos Humanos extremadamente aburrida en la que hayas estado y reflexiona qué pasaba por tu mente. «Esto es inútil y una pérdida de tiempo. ¿Cuándo se va a terminar?, ¿por qué me hacen pasar por esto?, ¿por cuánto tiempo más van a insistir con este punto?», etc. ¿Cómo te sentías? Probablemente aburrido, irritado, frustrado e impaciente. Es fácil culpar a la capacitación, pero en realidad las situaciones no producen emociones; lo hace nuestra forma de pensar. Considéralo como una ecuación:

A (antecedente: el desencadenante)

↓

B (*beliefs* [creencias]: la forma en que piensas sobre A)

↓

C (consecuencias: cómo te sientes como resultado)

En algunas situaciones, podemos agregar **D (debate: una nueva B, creencia)**. Y, luego, cuando **E (evaluamos: determinamos si la C, consecuencia, cambió)**, nos damos cuenta de que modificar nuestra perspectiva cognitiva trae beneficios. Así que, si en lugar de pensar: «¿Cuándo va a terminar esta horrenda capacitación que es, además, una pérdida de tiempo?», pensamos algo como «No es el fin del mundo; en un panorama general, no es tanto tiempo y enojarme no va a hacer que el tiempo pase más rápido. Ya terminará», tal vez no seamos felices por arte de magia, pero es posible que nos sintamos menos aburridos, irritados, frustrados e impacientes. Asimismo, es más probable que aprendamos o nos beneficiemos de la capacitación.

El problema surge cuando aplicamos la misma estrategia a los pensamientos que están menos abiertos al debate. En el último capítulo, hablamos sobre los orígenes evolutivos de los pensamientos «No soy suficiente» y el impacto paradójico de la supresión de pensamientos (no pienses en un globo rojo). Intentar no pensar en algo doloroso no solo no funciona, sino que puede ser contraproducente y hacer que la frecuencia, intensidad y duración de los pensamientos aumente. Asimismo, tratar de cambiar pensamientos atrincherados convenciéndonos de que no son verdad también es contraproducente.

Mi amigo y colega Brian es un psicólogo destacado desde los inicios de su carrera que cuenta con un doctorado, trabaja en una práctica próspera, escribió un libro, presenta un pódcast, es miembro de comités profesionales y los preside, se ofrece como voluntario para ayudar a otros, es considerado un experto en el creciente campo de la psicoterapia psicodélica y, además, es un excelente guitarrista. Esto es lo que sucede cuando Brian intenta cambiar sus viejos pensamientos de «Soy insuficiente»:

Pensamientos	**Debates contraproducentes**
Soy insuficiente.	No lo eres. Lo estás haciendo genial: tienes una familia y un grupo de amigos maravillosos, un fantástico trabajo y trabajas muy duro.
Sí, pero creo que solo he tenido suerte. Realmente no creo merecer estar donde estoy.	¿Cómo puedes decir eso? Te esfuerzas mucho, regalas bastante de tu tiempo para ayudar a otros, y eres un hombre muy considerado y amoroso.
Tal vez sea considerado, pero he desperdiciado mucho tiempo tonteando y no me he aplicado. Tenía más potencial y lo arruiné. En el fondo, soy una decepción.	Pero mira dónde estás: tienes un doctorado y un trabajo exitoso, estás escribiendo un libro, tienes tu propio pódcast y estás ganando terreno en tu campo.
Solo logré todo eso porque todo me llega fácil. Debí haberme esforzado más.	Dedicaste nueve años a estudios superiores y pasaste dos años como investigador postdoctoral. Sacrificaste tus ingresos para estudiar y aprender. ¡Eras muy disciplinado!
Exacto. Debería haber llegado más lejos de donde estoy ahora. Soy una vergüenza.	Sí, me doy por vencido. Eres de lo peor.

Brian podría seguir sin parar o, más bien, su mente podría. Evolutivamente, estos pensamientos tienen la intención de mantener a Brian alerta, esforzándose por ser mejor a fin de que no se atrase y lo excluyan del grupo. No son pensamientos superficiales sobre capacitaciones aburridas (estos están más abiertos al diálogo que los anteriores).

Apuesto a que tu mente hace lo mismo. Compara esto con tus propios pensamientos. ¿Cuántas veces has intentado convencerte de suprimir pensamientos que sabes que ya no te sirven? Si debatir un pensamiento te funciona y aumenta la probabilidad de que realices actividades impulsadas por tus valores (es decir, es «viable»), ¡genial! A mí me gusta usar los debates cuando estoy atorada en el tráfico para que la experiencia sea más tolerable, pero al parecer los pensamientos «Yo soy_____» más profundos funcionan diferente. De nuevo, si puedes convencerte de que eres una estrella y eso te hace ir con audacia hacia las direcciones que te importan, ¡buena suerte!, pero si eres como Brian y yo, y eso no funciona, aprenderás la alternativa que te ofrezco en este capítulo. Es aquí donde, en lugar de trabajar muy duro para modificar el *contenido* de tus pensamientos, vas a aprender a cambiar tu relación con ellos. Al evitar que los pensamientos se conviertan en obstáculos hacia una vida basada en valores, desarrollarás flexibilidad psicológica.

Tú decides si escuchar o no

No pensamos mucho en nuestros pensamientos; estos se presentan y los escuchamos. Tu mente dice: «El recibo de la luz vence mañana», así que lo pagas, o «Un poco de música de fondo vendría bien en este momento», y reproduces a tu artista favorito. Sucede automáticamente, como un atajo cognitivo (no necesitas gastar energía mental vacilando y dando vueltas con las cuentas y las canciones). Sin embargo, el mismo proceso automático sucede cuando piensas: «Esto es aburrido; no quiero hacerlo ahora; lo haré más tarde» y lo postergas, o cuando tu mente dice: «La fiesta de la oficina no va a ser divertida», así que no vas. Si cumplir con fechas límite (no procrastinar) y estar más conectado con tus colegas (ir a esa fiesta de la oficina) te importa, estas reacciones se vuelven lo que llamamos *inviables* o *incongruentes* con tus valores. Cuando escuchas tus pensamientos sin considerar si hacerlo te acercará a tus valores o te alejará de ellos, estás siendo psicológicamente inflexible.

Hay un remedio relativamente sencillo (pero no fácil) para esto: decidir si escuchas a tus pensamientos o no. Para hacerlo, primero debes conocerlos, o sea, ser un observador activo. Imagínate como un espectador en un evento deportivo: estás en las bandas o en las gradas (al diablo, es un ejercicio imaginario, así que ve y siéntate en el palco exclusivo de Beyoncé). Sin importar desde dónde estés mirando, estás haciendo solo eso: observar. Prestas atención plena, de forma curiosa, pero estás separado de la acción, atento a lo que sucede; puede que incluso le eches porras a los Valores del Equipo o abuchees al Impostor del Equipo, pero observas desde lejos sin involucrarte en la acción.

Esto entonces se convierte en un PDP. ¿Recuerdas las cuatro pes del capítulo 6: **pausar**, **preferir**, **perseverar** o **permitirte cambiar de rumbo**? Les agregaremos algo aquí. Ya aprendiste a percatarte de que te encuentras en un PDP y a preguntarte cuál es el propósito de tu decisión (acercarte a tus valores o alejarte de la incomodidad). Luego, en la **pausa**, también observas tus pensamientos; y cuando **prefieres** (eliges), preguntas: «¿Cuáles son mis valores en este momento? Si escucho lo que mi mente me dice, ¿me acercaré a mis valores o me alejaré de ellos?». Después **perseveras** si tu conducta es viable (congruente con tus valores) o te **permites cambiar de rumbo** si es inviable (incongruente con tus valores). Cuando tu mente te dice que el recibo de la luz se vence mañana y a ti te importa que la estufa siga funcionando para que puedas alimentarte a ti y a tu familia, querrás escuchar ese pensamiento y **perseverar** para realizar el pago. Cuando tu mente te dice que la fiesta de la oficina no será divertida, pero ser un colega activo y participativo es importante para ti, te **permitirás cambiar de rumbo** hacia asistir a la fiesta a pesar de lo que tu mente diga.

En ocasiones esto puede complicarse y los pensamientos de impostor son un ejemplo perfecto. Digamos que quieres solicitar entrar a una escuela de nivel superior, un ascenso profesional o un empleo nuevo. Cuando tu mente te dice que no estás calificado, ¿deberías escucharla? Quizás pienses que voy a decir «¡De ninguna manera! Vive a lo grande, no a medias», pero el asunto no es tan sencillo. Analicemos este pensamiento con las cuatro pes:

Pausar: Toma un descanso, desacelera y pon atención a la historia «NO estoy calificado. ¿Quién me creo que soy para solicitar este empleo?».

Preferir: ¿Cuáles son tus valores en este contexto? Quizás son valentía, voluntad (toma un riesgo, sé vulnerable, siente el miedo y la inseguridad), y audacia, pero puede que también sean autoconocimiento, honestidad y humildad.

Perseverar o permitirte cambiar de rumbo: Con todos estos valores como prioridad y siendo honesto contigo mismo sobre tus verdaderas cualificaciones y cómo se ajustan a la descripción del empleo, mientras eres valiente y ejerces la voluntad para arriesgarte a ser rechazado, ¿deberías perseverar con la solicitud o permitirte cambiar de rumbo hacia adquirir mayor conocimiento o experiencia?

Anhelamos la certidumbre sobre respuestas correctas a incorrectas, pero la vida casi nunca es así de simple. Tal vez te sientas desalentado, pero reafirmemos un poco tu esperanza con lo que la psicóloga Marsha Linehan llama *mente sabia*.[3]

Mente sabia

Linehan fundó la terapia dialéctico-conductual, una terapia respaldada empíricamente y diseñada para ayudar a las personas que sufren de emociones intensas. Según Linehan, la mente tiene tres estados principales: mente emocional, mente racional y mente sabia. El lado emocional del cerebro (de manera figurada, no anatómicamente) es responsable de la creatividad y los sentimientos de amor, emoción, dolor, celos, etc. Estar en la *mente emocional,* sin embargo, se refiere a un estado en el que el pensamiento racional ha perdido el control, por lo que la planeación se dificulta y los datos pueden distorsionarse bajo el prisma de un estado de desosiego. El lado racional del cerebro es responsable de planear, programar, pagar las cuentas y poner atención a los hechos; no obstante, la mente racional se refiere a un estado mental que es extremadamente analítico o intelectual, donde las emociones se ignoran. Estar estrictamente en la mente emocional o en la *mente racional* tiene un precio. La mente sabia, sin embargo, es donde ambas mentes se cruzan.

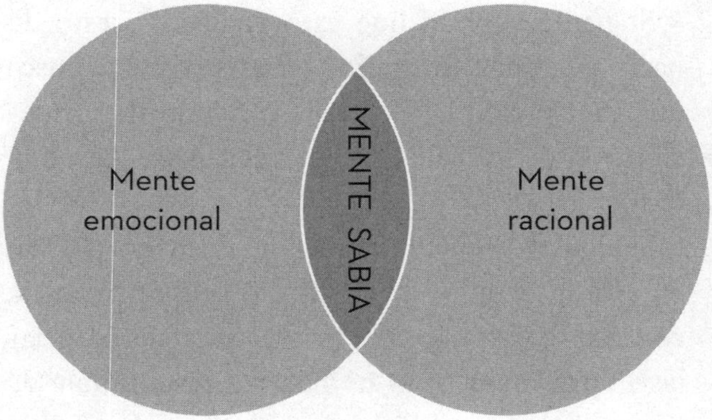

La mente sabia combina la lógica y los hechos de la mente racional con los sentimientos de la mente emocional para crear un conocimiento intuitivo. Es esa sensación que tienes cuando consideras los pros y los contras (mente racional) y tomas en cuenta tus emociones (mente emocional) y llegas a una corazonada fundamentada sobre qué hacer. Cuando no estás seguro si perseverar o permitirte cambiar de rumbo, la mente sabia puede guiarte, pero no siempre es fácil encontrarla, y no existe un truco mágico para entrar en ese estado. Sin embargo, puede ser útil pensar en los momentos en los que has sabido hacer «lo correcto». Es posible que hayas continuado sintiendo incertidumbre (porque el resultado de cualquier decisión es desconocido cuando se toma), pero tuviste una sensación de paz interior que te decía que estabas eligiendo sabiamente.

Para mí, encontrar a la mente sabia a menudo significa tomar un par de respiraciones lentas y con atención plena, y plantearme unas de las siguientes cuestiones:

- «Si no me sintiera ansiosa o preocupada, ¿qué elegiría?».
- «Si no temiera al resultado, ¿qué haría?».
- «¿Si nadie supiera que estoy haciendo esto, lo haría de todas formas?». (Esta pregunta busca una motivación: ¿solo estoy tratando de impresionar o de verdad es lo correcto para mí en el fondo?).
- «¿Si alguien a quien admiro me estuviera viendo en este momento, ¿perseveraría o me permitiría cambiar de rumbo?». (No se trata de manejar las impresiones, sino de hacerte responsable de la conducta que elijas).
- «Si soy totalmente honesta conmigo misma, ¿qué se siente en vedad correcto?».

- «Incluso si existe una posibilidad de que todo se vaya por la borda, ¿sigo sintiendo que es la decisión correcta en este momento?».

Cuando estás en un PDP y tienes claridad en cuanto tus valores, trata de conectar con tu mente sabia para que te ayude a saber si debes perseverar o permitirte cambiar de rumbo.

RECONOCER LA TRAMPA DEL VACÍO

Una vez, un paciente vino a verme con la esperanza de que pudiera ayudarla a perder peso (¡qué ironía!). Era inteligente, amable, divertida, ambiciosa y una excelente mamá, pero se sentía bloqueada. Era divorciada y quería tener citas; además se sentía estancada en su trabajo y quería crecer profesionalmente. Estaba lista y dispuesta, pero creía que no podía lograr ninguna de las dos cosas hasta que fuera más delgada. Había caído en la trampa del vacío. La historia en su mente era esta: «Voy a escribir mi perfil de citas en línea tan pronto como pierda 22 kg y comenzaré a solicitar empleos una vez que sea talla 10». Tenía evidencia (datos inactivos y objetivos) que probaban que las mujeres con sobrepeso eran discriminadas en las citas y el mercado laboral. Debido a que su historia era tan convincente y creíble, escuchaba, esperaba y se enfocaba en la pérdida de peso en lugar de conseguir pareja o encontrar un empleo nuevo. Estaba *atrapada* en un ciclo de estancamiento debido a un vacío percibido en su valor y confianza. No se trataba de una dificultad reciente o breve para ella, pues había estado escuchando estos pensamientos durante *17 años,* o sea que había aplazado sus sueños por casi dos décadas. Su evidencia científica no estaba equivocada: se discrimina a las mujeres con sobrepeso, sin embargo, tienen empleos y relaciones románticas, y ella lo sabía, pero estaba tan enganchada en su historia y tenía tanto miedo al rechazo que su vida había estado paralizada por un largo tiempo. No hace falta decir que nuestro trabajo no se enfocó en la pérdida de peso, sino en conseguir una vida significativa y valiosa en cualquier talla de cuerpo, al igual que en tomar decisiones basadas en valores para su salud.

Considera tus propias trampas de vacío. ¿Qué necesitas tener más o menos antes de avanzar con tus decisiones basadas en valores? Para mi paciente, era menos peso y más confianza. Con el complejo del impostor, muchas veces se trata de una clase, un grado o un empleo más, o sea, cierta forma de conocimiento, experiencia o pericia (especialmente si eres el impostor experto) que te dices a ti mismo que requieres primero. La trampa del vacío puede ser particularmente seductora si has sufrido marginación. Cuando los modelos culturales para determinar quién merece un lugar en la mesa son en su mayoría hombres WHMP (el hombre blanco heterosexual privilegiado del que hablamos en el capítulo 1), se pueden detonar historias de «No soy suficiente». Por supuesto, no puedes cambiar tu raza, orientación sexual, identidad de género, estado de discapacidad, o historia y experiencia de privilegio, por lo que podrías sentir que debes compensarlo de alguna forma: ser doblemente bueno para ser considerado suficientemente bueno. En consecuencia, esperas. Cuando me ofrecieron el puesto de docente, estuve tentada a rechazarlo porque aún no tomaba un curso de actualización en Estadística. Hubiera podido quedarme atrapada en mi ingrato trabajo porque creía que había un vacío en mi pericia.

LLENAR EL VACÍO

Parte de lo que establece la trampa es creer que tienes que llenar el vacío antes de comenzar, pero cuando te encuentras en el PDP y haces una pausa para observar tus pensamientos, puedes notar que escuchar la historia «Haré *x* tan pronto como *y*» no generará una acción psicológicamente flexible y viable. Después de 17 años, o cualquier periodo de espera, parece que necesitamos una alternativa para llenar el vacío. Como ya mencionamos previamente en este capítulo, todo se reduce a forjar una relación nueva con tus pensamientos. Veamos algunas estrategias para lograrlo.

Vuela un papalote

Hace poco llevé a mis hijos al parque durante un día inusualmente tempestuoso. Había dos niñas, de unos 6 y 8 años, con vestidos de verano y sandalias iguales que sostenían papalotes. Vi cómo la mayor comenzaba a correr y, al principio, sostenía el papalote cerca del cuerpo, pero conforme corría, iba soltando el hilo gradualmente para que pudiera volar cada vez más alto. Una vez que alcanzaba un punto lejano en el cielo, paró de correr y lo dejó flotar por encima de su cabeza. Le echaba un vistazo de vez en cuando; luego, dejó que su papá anclara el mango a fin de que pudiera volar por sí mismo mientras ella giraba en círculos y soplaba burbujas. Entonces llegó el turno de su hermana, quien también mantuvo el papalote cerca del cuerpo, solo que no soltó el hilo más que un poquito, por lo que, en segundos, el papalote se enredó en una rama no muy alta de un árbol. Tiró, jaló, gritó y lloró mientras que se volvía cada vez más difícil liberar al papalote de las ramas del árbol. Por fortuna, sus padres, que eran altos, lograron rescatarlo y le explicaron cómo intentarlo de nuevo.

Al ver esta escena, pensé: «Ajá... esto es exactamente lo que sucede con los pensamientos». Cuando los mantenemos demasiado cerca, se enredan y roban nuestra atención, pero cuando nos distanciamos, podemos observarlos o, incluso, dejarlos reposar y dedicarnos a lo nuestro. No se van cuando los dejamos reposar, ya que siguen rondando, pero podemos elegir si les prestamos atención o no y cómo hacerlo.

Nuestras mentes son increíblemente poderosas. Tal vez pensar en papalotes no suena como una manera eficaz de controlar tus pensamientos de impostor, pero en este momento quiero que imagines un viejo pizarrón verde, que ambos estamos parados frente a él y que con mis uñas lo rasguño de lado a lado. ¿Qué sucede?, ¿encoges los hombros hasta las orejas?, ¿frunces el rostro?, ¿tal vez te enojas conmigo? Sin embargo, no hay pizarrones en tu entorno real (y tengo uñas cortas que no harían mucho ruido de todas formas). Piensa en limones y encurtidos, y comenzarás a salivar; piensa que alguien que adoras muere inesperadamente y sentirás emociones similares a las que surgirían si esa tragedia en verdad ocurriera. Nuestras mentes son poderosas, pero del mismo modo en que imaginar un fallecimiento puede detonar sentimientos poderosos si nos enredamos con esos pensamientos, imaginar que estos son papalotes flotantes puede reducir su poder. La siguiente vez que te encuentres en un PDP y tu voz de impostor interior se presente, imagina que puedes colocar esos pensamientos en un papalote y dejarlo volar gradualmente hacia el cielo. Es importante recordar que el papalote no se va a ir a ningún lado y tus pensamientos tampoco, pero distanciarse un poco te permitirá tener una posición para observar los pensamientos sin enredarte, así como elegir tus valores y perseverar o cambiar de rumbo hacia una opción viable.

Oh, Sheila

No sé exactamente cómo empezó, pero hace unos años, cada vez que mi crítica y voz impostora interiores aparecían, empecé a responder con: «Baja la voz, Sheila. Sé lo que estoy haciendo». Si tu nombre es Sheila, no es mi intención ofenderte. No conozco a ninguna Sheila, excepto la de la canción «Oh, Sheila» (me disculpo si eres de cierta generación y se te queda pegada en la mente). Tal vez esto parece muy cursi, pero en realidad nombrar los pensamientos es una técnica para desapegarse de ellos y observarlos a fin de no engancharse. Dan Siegel, uno de los autores de *El cerebro del niño* dice que debes «nombrarlo para domesticarlo».[4] En PDP, nombrar a esa voz interior crea un espacio desde el que puedes decidir cambiar de rumbo hacia una alternativa viable. Para ser clara, decirle a Sheila que baje la voz no era una manera de callarla; lo haría si pudiera, pero ya todos sabemos que eso no funciona, ¿verdad? La frase era más bien mi forma taquigráfica de decirles a mis pensamientos que no podían dictar lo que iba a elegir.

Nombremos los tuyos. Tengo clientes que eligen nombres como Gran Acosador, Noticias Falsas, el Tirano y Bill (este es mi favorito porque es el nombre de mi esposo. ¡Baja la voz, Bill!). Le puedes poner el nombre de una persona, como Sheila o Bill, o un título, como Demonio de la Mente. No hay versiones buenas ni malas; si percibes que te cuesta trabajo llegar a la opción correcta, piensa si puedes tomarlo con suavidad y dejar que algo salga sutilmente a la superficie. Envíame un correo o publícalo en redes sociales y etiquétame; ¡me encantaría saber lo que se te ocurrió! Y si te atoras, trataré de inventar uno contigo.

Nubes o niebla

Una mañana, mis hijos y yo nos despertamos con una espesa niebla que cubría el vecindario. Mientras conducía a la escuela, apenas si podía ver las luces de frenado del carro de enfrente. Nos preocupamos en voz alta por un adolescente que andaba en bicicleta en la calle. Mis hijos me dieron una adorable lección sobre cómo las nubes y la niebla son exactamente lo mismo, solo que en una posición diferente en relación con donde estamos (con la niebla, estamos prácticamente en medio de una nube). Como en el caso de las niñas que volaban los papalotes, esta situación también me inspiró a pensar en los pensamientos. Cuando nos enganchamos con el contenido de nuestros pensamientos, es como si estuviéramos en la niebla, rodeados por todos lados, sin poder ver nada más que la niebla. Necesitamos movernos con precaución, conscientes de los posibles peligros. Cuando no nos aferramos (cuando estamos desapegados de nuestros pensamientos y los observamos), es como si estuviéramos viendo las nubes, de pie, arraigados al suelo, mirándolas en el cielo, distantes y separadas. Podemos observar sus cualidades (color, textura, ritmo de movimiento) sin que nos afecten. En un punto de posibilidad, cuando hagas una pausa, advierte si tu crítico interno y pensamientos de impostor te envolvieron por todos lados, actuando con precaución para evitar el peligro, e imagina que puedes agarrar toda la niebla y colocarla en el cielo en forma de nube. Observa las nubes mientras se mueven por el cielo (observa tus pensamientos mientras se mueven por tu mente) y permite que esto cree un espacio donde te encuentres en una mejor posición para elegir tus valores y perseverar o cambiar de rumbo hacia una opción impulsada por valores.

Los memes de los *reels* son un regalo

En ocasiones, cuando me desplazo por las redes sociales, hago clic en un reel que se ve lindo o gracioso. Muchas veces espero escuchar a una mamá joven contando algo sobre su lindo bebé o al dueño de un perro hablando sobre su cachorro, pero en eso una horrible y robótica voz narra la acción en lugar del verdadero creador del *reel*. Se me ocurre que es una forma perfecta de practicar el crear una relación nueva con el impostor interior. Normalmente, es probable que escuches en tu mente tu propia voz diciéndote que eres un farsante. Observa qué sucede si repites esos pensamientos con una voz robótica espantosa o, mejor aún, ve a una página web de lectura automática gratuita como www.texttospeechrobot.com e introduce tus pensamientos directamente. No tienes que publicarlos en las redes sociales, ¡pero me encantaría ver si lo haces! O intenta crear un meme o un GIF; tal vez un meme sobre «el hombre más interesante del mundo» como «No siempre voy tras lo que quiero, pero cuando lo hago, estoy seguro de que me señalarán como el fraude que realmente soy».

Esto puede parecer una minimización de lo que posiblemente es una experiencia interna dolorosa, y, de alguna forma, lo es. Nuestros pensamientos no tienen superpoderes, pues solo son sonidos, sílabas e imágenes que tienen poder si se los otorgas. ¿Cómo podemos, entonces, quitárselo? No tomándolos tan en serio. Juguetear con nuestros pensamientos es como criptonita para el impostor interior. Inténtalo ahora mismo: toma un viejo pensamiento o historia dolorosa que te conflictúe e imagina a Homero Simpson repitiéndolo con un «D'oh» al final, a Mariah Carey cantando en su octava más alta o a un amigo bilingüe o a Google Traductor repitiéndola en un idioma que no entiendes. Las palabras seguirán siendo las mismas, pero el significado y la intensidad de su poder habrán cambiado. En los puntos de posibilidad, este cambio crea un contexto que permite un acceso más libre a opciones flexibles. La siguiente ocasión que encuentres un *reel*, meme o GIF gracioso, imagina cómo podrías incorporarle un pensamiento que generalmente te tomas muy en serio y advierte lo que le sucede al poder de ese pensamiento.

Escuchar creencias autolimitantes como si fueran máximas que debemos seguir produce conductas psicológicamente inflexibles. Las acciones viables se dan con mayor probabilidad cuando nos convertimos en observadores curiosos de nuestros pensamientos y los vemos como lo que son: letras o imágenes enhebrados de tal manera que se *perciben* como convincentes, pero no tienen un poder real. En los puntos de posibilidad, tenemos la oportunidad de elegir cómo responder a ellos. Observarlos como papalotes flotantes, ponerles nombre, convertirlos de niebla a nubes y juguetear con ellos nos puede ayudar a crear un espacio donde será más fácil elegir los valores y perseverar o cambiar de rumbo. Los pensamientos son solo la mitad de la ecuación de lo que amenaza con mantenernos estancados en acciones inviables; los sentimientos incómodos (emociones, sensaciones, ansias) y la seductora área de confort son la otra mitad.

Resumen: Qué debes saber

- Lo que pensamos de una situación afecta cómo nos sentimos y puede influir en lo que hacemos si lo permitimos.
- Cambiar los pensamientos es algo deseable solo si sirve para que avances hacia acciones coherentes con tus valores.
- Cuando cambiar los pensamientos no funciona, puedes cambiar tu relación con ellos. Obsérvalos y decide si escucharlos producirá una acción viable.
- Comunícate con la mente sabia para que te ayude a decidir si perseverar o cambiar de rumbo.
- Sé consciente de la trampa del vacío: quedarse estancado debido a un vacío percibido de conocimiento, experiencia, pericia o confianza.

Trabajo: Qué hacer

- Elige cuándo escuchar tus pensamientos y cuándo simplemente observarlos a la distancia con curiosidad.
- Ponle nombre a la voz de tu impostor.
- Suelta los pensamientos como un papalote.
- Convierte los pensamientos neblina en pensamientos nube.
- Juguetea con tus pensamientos.

9
MIEDO, INSEGURIDAD, VERGÜENZA Y LA SEDUCTORA ZONA DE CONFORT

> La vida es dolor, su majestad. Cualquiera que diga
> lo contrario está vendiendo algo.
> WESTLEY, *La princesa prometida*

Cuando se publicó mi primer libro, mi editor me invitó a una cena para autores. La invitación llego por un medio electrónico, así que pude ver la lista completa de invitados: Steve Hayes, Kelly Wilson, Robyn Walser y Kirk Strosahl. Estos nombres no significarán nada para ti si no eres un experto en ACT o no estás involucrado en la comunidad, pero para mí eran dioses, mis héroes profesionales. De inmediato comencé a hiperventilar y rompí en un llanto incontrolable, ya que me inundaban el pánico y otros sentimientos de impostora. En serio consideré rechazar la invitación diciéndome que lo intentaría el año siguiente, una vez que tuviera más experiencia y confianza en mi profesión (hola, impostora experta sentada en la trampa del vacío), pero debido a que la fecha de la cena era meses después, cobré valor para hacer clic en el botón «Asistiré» desde la comodidad de mi sala, a sabiendas de que en cualquier momento podría cambiar de opinión.

En la noche de la cena, habría sacrificado a mi primogénito por un ansiolítico. Está bien, estoy exagerando un poco, pero en serio es lo más ansiosa que me he sentido en un evento profesional. Me peleé con la idea de echarme para atrás porque sabía que la única forma en la que aliviaría la intensa ansiedad que estaba sufriendo era huyendo, pero, en lugar de eso, seguí adelante, bebiendo vino en la habitación del hotel y rogándole a mi esposo que no se separara de mí.

Cuando llegué al restaurante, los invitados eran dirigidos al patio para que bebieran cocteles antes de la cena. Ahí comencé a platicar con Matt McKay, un reconocido psicólogo especialista en ACT y escritor prolífico, quien figuraba en la lista de la invitación electrónica como el anfitrión de la fiesta. Nos presentamos y le pregunté cómo había terminado siendo el anfitrión del evento y me miró como si tuviera cuatro cabezas. «¿Será porque soy dueño de la editorial?», respondió.

Si ya estaba de por sí nerviosa por ser señalada como una farsante incompetente, había metido la pata tan profundamente que pensé que me iba a asfixiar en el instante. No tenía idea de que Matt McKay era el dueño de la editorial que había publicado mi libro.

Nos reímos, me sonrojé (mucho) y me preguntó: «¿Tú quién eres, por cierto?». Si hubiera soltado el primer pensamiento que me vino a la mente, habría respondido: «Oh, no soy nadie». Por fortuna, hice una pausa y mejor le expliqué que era coautora de *The Big Book of ACT Metaphors* junto con Niloo Afari. Para mi alivio y alegría, McKay habló efusivamente sobre lo complacido que estaba con el libro.

En ese momento, nos pidieron que entráramos al comedor, donde nos sentamos para cenar. Los cocteles y el lenguaje florido fluyeron, y con cada grosería divertida pronunciada por mis colegas, me sentí cada vez más en casa. Hablamos de trabajo, pero también de nuestras familias, viajes y planes a futuro.

Lo que comenzó como pánico, inseguridad y una vergonzosa metida de pata se convirtió en una de las noches más divertidas y satisfactorias que haya tenido. El siguiente año, cuando me invitaron de nuevo a la cena, seguía nerviosa, pero un poco menos. Conocía a algunos de los compañeros y pensé que probablemente podría controlarme. El tercer año, ya llamaba a mis héroes profesionales mis amigos.

INCENDIO O PAN QUEMADO

Esta vez piensa en una experiencia en la que hayas sentido ansiedad, pánico, inseguridad o complejo del impostor intensos. ¿Qué hiciste? Quizás no hiciste clic en «Asistiré» en tu invitación o presionaste «Al diablo» y evitaste lo que sea que estuviera causando tus emociones. Si es así, hiciste exactamente lo que tu cuerpo está diseñado para hacer: protegerte del peligro. Desde un punto de vista biológico y evolutivo, nuestro único trabajo real como seres humanos es sobrevivir y procrear, así que estamos fabricados con un sistema de detección que nos ayuda a hacer precisamente eso. Si estás conduciendo y de repente escuchas unos frenos rechinar muy alto, es probable que experimentes una respuesta de miedo (corazón acelerado, falta de aire, aturdimiento), que es lo que sucede cuando tu sistema nervioso simpático se activa para ayudarte a reaccionar correctamente ante una situación de peligro potencial. Posiblemente presiones los frenos, mires alrededor, verifiques los espejos para evaluar rápidamente la situación antes de seguir conduciendo. Una turbulencia inesperada en el avión puede detonar una respuesta similar, pues tu cuerpo reacciona a una amenaza potencial. Una vez que el piloto asegura que las sacudidas no son nada de qué preocuparse, el sistema nervioso parasimpático se activa para calmarte.

Una respuesta de miedo ante el peligro real nos prepara para luchar, huir o paralizarnos, a fin de que tengamos la mayor oportunidad de sobrevivir (para leer una explicación más extensa sobre ansiedad, miedo/pánico, preocupación, estrés y las respuestas físicas, emocionales, cognitivas y conductuales de nuestro cuerpo, lee el primer capítulo de mi libro *Be Mighty*). Solo que nuestro sistema de detección de amenazas no está únicamente preocupado por la presencia de riesgos de vida o muerte, sino que también está alerta en busca de riesgos sociales. En el caso de peligros físicos y sociales, nuestros cuerpos y mentes pueden reaccionar como si estuvieran experimentando una verdadera amenaza, incluso si la situación es segura. Es como cuando la alarma de detección de humo se activa: a veces hay un incendio real, muchas otras, solo es pan quemado. Nuestros cuerpos no siempre advierten la diferencia.

Cuando me invitaron a la cena de la editorial, mi cuerpo y mente respondieron como si Matt McKay estuviera apuntándome con un cuchillo en la garganta. *Percibía* la situación social como una amenaza, pero McKay es un hombre amable. ¿Por qué se sentía tan peligroso? Porque me importaba mucho. Todo lo que quería era que este grupo de personas brillantes y exitosas que compartían varios de mis valores me aceptara. No quería ser excluida como una farsante y expulsada del club. Como ya mencioné, este miedo tiene raíces evolutivas y, hasta ahora, nuestros sistemas límbicos no han evolucionado para distinguir de manera acertada entre una amenaza percibida y un peligro real.

Esto significa que podemos confiar en que nuestro sentido del peligro nos mantendrá a salvo cuando nos indica que evitemos nadar en olas de nueve metros, saltar del segundo piso de un edificio o acercarnos demasiado a una fogata, pero si confiamos en él cada vez que nos sentimos asustados y evitamos en consecuencia, quizás aliviemos el miedo. Sin embargo, ese alivio nos costará caro. Si las llantas rechinantes y la turbulencia, las cuales resultaron ser situaciones seguras, terminan causando que dejes de conducir o volar, tal vez reduzcas el miedo en el momento, pero a costa de tu libertad. Si hubiera rechazado la invitación a la cena de la editorial, habría remediado de inmediato mi pánico y sentimientos de impostora, pero también habría sacrificado la diversión, la satisfacción, la amistad y la oportunidad de crear conexiones profesionales importantes. Es más, me habría enseñado a mí misma que la mejor manera de aliviar el miedo en el futuro es evitar aquello que lo está causando. En otras palabras, la evitación engendra más evitación, por lo que nuestras vidas se encogen más y más con el paso del tiempo.

EVITACIÓN EXPERIENCIAL

El dolor emocional es el precio de admisión para ser humano y nadie puede escapar de él, pero ¡cuánto lo intentamos! Nadie *quiere* sentirse incómodo, pero cuando nos basamos estrictamente en nuestro deseo de comodidad, casi siempre sacrificamos nuestros valores, o sea que intercambiamos la viabilidad por la inflexibilidad psicológica. En mi ejemplo anterior, mi pánico y pensamientos de impostora no eran el problema, sino mi deseo de evitar sentirlos, lo que amenazaba con mantenerme viviendo a medias. *Tenía que abrirme a experimentar los sentimientos para vivir a lo grande.* Admito que hice un poco de trampa al principio cuando me bebí la copa de vino en la habitación de hotel y me aferré a mi esposo. Nadie es perfecto, pero no bebí tanto como para hacer el ridículo; tampoco me cerré ni me mantuve alejada de las conversaciones con personas que me intimidaban. Como analizamos en el capítulo 4, la idea de que el dolor no es el problema, y es nuestra resistencia por sufrirlo lo que nos mantiene estancados fue resumida por los budistas como dolor × resistencia = sufrimiento. El dolor para los seres humanos es un hecho, una constante, pero la resistencia es donde tenemos el poder de elegir una respuesta nueva y disminuir el sufrimiento emocional.

Reflexiona sobre lo que realmente te detiene y te mantiene disminuido. ¿Es el miedo y complejo del impostor?, ¿o cómo respondes cuando se presentan? A menudo, en un esfuerzo por sentir menos ansiedad, inseguridad u otras emociones incómodas, aplicamos la evitación experiencial (EE).

> La evitación experiencial es cualquier cosa que hacemos o no hacemos para sentir menos de aquello que no queremos o más de lo que sí queremos, así como para evitar que ocurran resultados no deseados.[1]

Algunos ejemplos de EE incluyen la evitación situacional, el consumo de sustancias, la distracción (como las redes sociales y ver maratones de programas), las explosiones emocionales, el perfeccionismo, la procrastinación, el aislamiento y las apuestas, las compras o el sexo compulsivos. En el siguiente capítulo, explicaré las cinco categorías principales de EE. Del mismo modo que con los subtipos de impostor, es posible que presentes varios tipos de EE, pero que recurras principalmente a uno.

Funciona, de lo contrario no lo harías

Quizás leas la anterior lista de ejemplos de EE y digas: «Uf, la evitación es terrible. ¿Por qué me hago esto?». Todos lo hacemos porque ¡la evitación funciona! ¿Estás molesto con tus compañeros de trabajo o tus hijos? Grítales que paren o se controlen y obtén alivio instantáneo. ¿Te sientes estresado al final de un largo día? Sírvete una o dos copas de vino, pues el alcohol es un sedante del sistema nervioso central que reducirá rápidamente la ansiedad. ¿Sientes inseguridad o miedo de ser descubierto como un farsante? Quédate hasta tarde en el trabajo y ve, ve, ve, haz, haz, haz para sentir la seguridad de que no prescindirán de ti el día de hoy.

Las conductas que elegimos tienen un propósito, una función, puesto que nos brindan un cierto alivio del dolor y, en ocasiones, agregan un poco de dopamina para salir adelante. Es difícil resistirse a la seducción de la zona de confort, la cual es, como su nombre lo dice, cómoda, pero la evitación tiene un precio.

Cuando bebes demasiado, el alivio que sientes hoy se deriva en doble ansiedad con dolor de cabeza e irritabilidad al siguiente día; cuando explotas con tus hijos o compañeros de trabajo, sacrificas tu reputación y tus relaciones, y cuando te esfuerzas de más, corres el riesgo de sufrir *burnout* y nunca escapar del complejo del impostor. Más importante aún, estos precios están casi siempre directamente ligados a los valores.

Revisa la siguiente tabla y agrega dos o tres ejemplos de tu experiencia personal.

Incomodidad	**Evitación experiencial**	**¡Funciona! (la función)**	**Hasta que deja de hacerlo (el precio)**
Ansiedad.	Beber alcohol.	Sentir alivio y relajación a corto plazo.	Genera doble ansiedad, dolor de cabeza, irritabilidad, culpa por beber demasiado.
Irritabilidad.	Explotar, gritar.	Alivio inmediato, sensación de control o de poder.	Daña las relaciones y la reputación.
Inseguridad, complejo del impostor.	Trabajo en exceso, esfuerzo exagerado.	Sensación temporal de mayor control y de que no se te señalará como farsante.	Conlleva *burnout* y no remedia los sentimientos de impostor a largo plazo.

El camino del menor esfuerzo

Cuando la abuela de mi esposo se enfermó, sus primos lo instaron a que tomara rápidamente un vuelo. Bill estaba desconsolado, pues estaba a punto de perder a su querida abuelita y se sentía abrumado por completar su lista de pendientes antes de tomar el vuelo nocturno en unas horas. Decidió posponerlo y reservó su vuelo para unos días más tarde, pero no logró llegar a tiempo para ver a su abuela antes de morir, por lo que se inundó de culpa y arrepentimiento. Al empacar para el viaje de regreso al este, ahora para asistir al funeral, echó al azar unas cuantas cosas en una maleta y dijo: «Al diablo. Si necesito algo, lo compraré cuando llegue». Cuando llegó no tenía un traje para el funeral, lo que significó pasar un día entero buscando un traje a la medida para el mismo día y gastar *mucho* dinero. En tan solo tres días, una comprensible y fuerte atracción para evitar el dolor a corto plazo se convirtió en un sufrimiento mayor.

Los economistas llaman a la tendencia de elegir beneficios a corto plazo en lugar de ganancias a largo plazo el *sesgo del presente*.[2] El psicólogo ganador del Premio Nobel, Daniel Kahneman, la llama *ley general del menor esfuerzo*,[3] y la científica conductista Katy Milkman la llama simplemente *impulsividad*.[4] En esencia, si existen varias formas de lograr una meta, los humanos elegirán el procedimiento que les exija el menor esfuerzo. Como sea que lo llames, el camino del menor esfuerzo es una forma muy común de EE.

Similar a los ejemplos que se muestran en la tabla anterior «Funciona (hasta que deja de hacerlo)», el camino del menor esfuerzo se siente bien, ya que proporciona alivio temporal hasta que genera un precio que se paga a largo plazo. ¿Te sientes aterrado por trabajar en un proyecto? Aplázalo: la procrastinación es una solución instantánea para el terror a los proyectos. ¿Te da miedo compartir tus emociones con un amigo o pareja? Guárdatelos: ¡problema resuelto! Ya no corres el riesgo de ser vulnerable ni rechazado. ¿Sientes inseguridad y miedo de que te señalen como un farsante? Espera hasta el siguiente año para solicitar un ascenso o un empleo nuevo: puf, ¡se previno la crisis! No lo descubrirás hoy. Sin embargo, claro que posponer la tarea significa la misma cantidad de trabajo mañana y menos tiempo para llevarla a cabo; la solución para el terror de ayer produce el doble de terror hoy; no abrirse con los amigos se siente seguro hoy, pero roba intimidad a tus relaciones y corres un mayor riesgo de rechazo más adelante; evitar retos profesionales puede hacerte sentir menos como un farsante a corto plazo, pero encoge tu vida profesional a largo plazo. El camino del menor esfuerzo puede ofrecerte un atajo temporal hacia la zona de confort, pero casi siempre te aleja de los valores y te regresa directo al dolor.

Agotamiento del ego

Cuando espero hasta el final del día para ejercitarme, casi nunca lo hago; más bien, termino frente a la tele comiendo botanas, aunque no tenga hambre. Si crees que tiendes a tomar el camino del menor esfuerzo y la EE al final de un día agotador a nivel físico, emocional y cognitivo, no estás solo. El psicólogo Roy Baumeister llama a este fenómeno *agotamiento del ego*. Demostró en varios experimentos que nuestra habilidad para autorregularnos actúa como una fuente limitada que se agota conforme enfrentamos retos sucesivos.[5] La creencia de que el autocontrol está limitado es sólida en el campo de la psicología, pero en su libro *Indistractable* (Indistraíble), Nir Eyal alienta a los lectores a repensar esta idea y llama a la teoría del agotamiento del ego «uno de los aspectos más generalizados de la psicología popular».[6] Esto se debe a que los investigadores que han estudiado más a fondo los hallazgos de Baumeister indican que es probable que los estudios se hayan interpretado incorrectamente.[7] Carol Dweck, quien ha sido reconocida por su investigación sobre la mentalidad del crecimiento, puso a prueba la teoría del agotamiento del ego de Baumeister y concluyó que los únicos participantes para los que el autocontrol era un recurso limitado era los que así lo *creían*.[8] Como indica Eyal, si la conclusión de Dweck es precisa, entonces debemos dejar de perpetuar la idea de que el autocontrol es un recurso limitado. Si el agotamiento del ego es en verdad un problema de mentalidad, entonces debemos abordar la mentalidad.

Si, cuando te encuentras en un PDP (como al terminar un trámite aburrido, subirte a la bicicleta o tomar la decisión de comer sano), te descubres avanzando con toda la actitud hacia decisiones congruentes con tus valores en la mañana, pero retrocediendo a la EE durante el día, quizás debas de culpar al agotamiento del ego o a que crees en él. Esto puede lucir como la pérdida de autocontrol en la noche frente a la comida o el alcohol, no ser paciente con las personas en tu vida o tender a la procrastinación.

De cualquier forma, el antídoto para el EE, el camino del menor esfuerzo, el agotamiento del ego o creencias incorrectas sobre este es una combinación de tres cosas:

1. Estar presente y consciente de tus pensamientos y emociones, lo cual expliqué en el capítulo 4.
2. Mantener presentes tus motivos, profundamente conectados con tus valores, lo cual discutimos en los capítulos 5 y 6.
3. Practicar la voluntad, lo cual menciono brevemente a continuación y hablaré más a profundidad en el capítulo 11.

¿Acaso podrías llevar más ropa?

La EE es como el episodio de *Friends* en el que Joey se pone toda la ropa de Chandler («Mira. Soy Chandler. ¿Acaso podría llevar más ropa?») como represalia porque Chandler escondió toda la ropa interior de Joey.[9] Usamos la EE para crear capas y capas de protección percibida y, como Joey, bajo todas esas capas, estamos desnudos. Nos puede parecer imposible permitirnos exponer nuestros seres al desnudo y arriesgarnos a mostrar semejante nivel de vulnerabilidad, pero vestir toda esa ropa es muy restrictivo (y ni qué decir de la sudoración). Recuerda cuando eras joven, antes de que la vergüenza se apoderara de ti, trae a la mente una ocasión en la que hayas nadado desnudo o hayas huido de tu cuidador de confianza después de un baño, y conecta con la libertad que sentiste.

Ahora mismo, estoy recordando un video en el que traigo puesto un bikini cuando tenía unos 7 u 8 años. Fue probablemente la última vez que me puse uno. En el video, estoy bailando y saltando con mi primo, tratando de colocarnos al frente y al centro de la cámara. Nuestras extremidades se agitan en todas direcciones y nuestras cabezas bailotean de lado a lado. Estábamos expuestos y éramos totalmente libres de mover el cuerpo en cualquier dirección que eligiéramos.

Soltar la EE puede ser así. Como adultos, desarrollamos las trampas del lenguaje (reglas, suposiciones, juicios, predicciones, justificaciones) y es posible que no nos *sintamos* tan libres como cuando éramos niños, pero cuando estamos dispuestos a quitarnos las capas que se sienten como protección, pero restringen nuestros movimientos, liberamos nuestros cuerpos y voces para expresarnos de manera auténtica y de conformidad con nuestros valores. No estoy segura si volveré a bailar *literalmente* de forma ridícula vistiendo un bikini frente a una videocámara, pero sí me gustaría hacerlo de manera figurada en las áreas de mi vida personal y profesional que más me importan.

Vergüenza

Cuando te imaginas soltando capas de protección y quedando expuesto, ¿qué sentimientos adviertes? Además de una vulnerabilidad generalizada, ¿qué más surge cuando te imaginas siendo 100% tú sin la menor vergüenza? Supongo que tienes miedo o quizás pavor, pero me pregunto si hay algo de vergüenza también.

Los seres humanos estamos programados evolutivamente para conectar y pertenecer. Una y otra vez, las investigaciones han demostrado que el factor clave más eficaz para predecir la salud y el bienestar en general es la presencia de relaciones de calidad.[10] Si consideramos deshacernos de las capas de ropa protectora para quedar desnudos ante la vida, podemos sentir que esas conexiones corren riesgo: «¿Qué dirán o pensarán si permito que me vean de verdad?». Tal vez temamos al rechazo o al abandono, o si nos sentimos insuficientes, indignos y desagradables, experimentemos vergüenza. Si has vivido marginación, como muchos de los que sufren el complejo del impostor, es posible que la vergüenza surja como un componente emocional de la estigmatización,[11] y es una experiencia que los humanos se esfuerzan mucho por evitar o escapar de ella.[12]

En su libro *Dare to Lead* (Atrévete a liderar), Brené Brown describe la vergüenza como miedo a la desconexión. Explica que «la vergüenza es el sentimiento o la experiencia intensamente dolorosos de creer que somos defectuosos y, por lo tanto, que no merecemos el amor, la pertenencia y la conexión».[13] Cuando nos ocultamos debajo de esas capas protectoras, evitamos sentirnos indignos y escaparnos de los sentimientos de vergüenza. La evitación funciona a corto plazo para darnos un sentido de seguridad psicológica, pero ocultar quiénes somos realmente de los demás al final reduce nuestro acceso al amor y a la pertenencia, y hace que exista una mayor probabilidad de desconexión. Con el complejo del impostor, a menudo guardamos nuestros miedos de insuficiencia cerca del chaleco para no revelarnos como farsantes. Sufrimos en silencio a fin de pertenecer y evitar la vergüenza, pero terminamos aislándonos aún más, lo que crea un mayor grado de desconexión y soledad.[14]

La conexión y la pertenencia se dan cuando estamos dispuestos a desnudarnos figurativamente ante el otro (y quizás literalmente, pero no recomiendo hacerlo en un entorno profesional). La intimidad surge de la vulnerabilidad,[15] de despojarnos de nuestras capas protectoras y mostrarle al otro quién somos realmente (heridas, imperfecciones y todo lo demás). La perfección no crea conexión; lo hace la apertura sobre nuestras imperfecciones humanas. Compara esto con tu propia experiencia. Piensa en un momento de conexión que hayas tenido con otro ser humano. ¿Cuál era el contexto?, ¿se dio cuando pasaste tiempo en su inmaculada casa con sus atléticos hijos, músicos, del cuadro de honor, cooperando tranquilos después de compartir una cena *gourmet* orgánica de tres tiempos cocinada en casa? Apuesto a que no.

Cuando Denise era becaria posdoctoral en Psicología, me contactó para pedirme consejo después de sentirse inspirada por una charla que le di a su cohorte. Intercambiamos varios correos electrónicos profesionales durante algunos años en los que nos consultábamos sobre todo tipo de temas, desde encontrar oficinas hasta incapacidad por maternidad y pacientes referidos. Tras siete años de enviarnos correos electrónicos, me mudé a un pueblo que quedaba junto al suyo, y Denise solicitó una reunión en persona para consultarme sobre su meta de iniciar una práctica terapéutica privada, la cual derivó en constantes caminatas en la playa y reuniones familiares. Nuestras conversaciones se transformaron de solo hablar de negocios a platicar sobre temas como el matrimonio, la paternidad y el trabajo, la crianza de hijos con necesidades especiales, la familia extendida, dificultades y sueños.

Nunca olvidaré cuando visité la casa de Denise por primera vez. No limpió la casa antes de que llegara y me ofreció una disculpa casual por el desorden. Nunca la quise tanto como en ese momento. Me encantó que confiara en mí como para ver el verdadero estado de su hogar. Si su casa, a diferencia de la mía, hubiera estado inmaculada, me habría sentido indigna e insuficiente; me habría escondido bajo mis propias capas de ropa protectora para evitar la vergüenza y la desconexión, lo que, paradójicamente, hubiera creado un contexto perfecto que amenazaría nuestro vinculo. Por el contrario, en ese momento supe que era seguro ser auténticas la una frente a la otra. Fue un verdadero momento de conexión. Piensa en un momento de conexión propio, uno que haya surgido porque te despojaste de las capas protectoras y te permitiste quedar expuesto y ser vulnerable, ¿con quién estabas?, ¿qué sucedió?, ¿cómo se sintió?

Quizás suene extraño que esté hablando de conexiones personales en un libro para profesionales, pero si observas tu experiencia, creo que te darás cuenta de que es posible que mucha de tu EE (personal y profesional) provenga de la vergüenza y el miedo a la desconexión.

> ¿Cuál es la raíz del miedo a ser señalado como farsante? Que otros te vean por lo que realmente temes que eres. Si lo hacen, te rechazarán, abandonarán y te excluirán del grupo al que desesperadamente quieres pertenecer.

La meta de este capítulo es ayudarte a identificar tus patrones de EE. En el capítulo 11, hablaremos con detalle sobre cómo cambiar tu relación con el miedo, la vergüenza, el complejo del impostor y cualquier otro sentimiento incómodo que surja, a fin de que ya no te impidan realizar acciones audaces.

SHELLEY LA PERFECCIONISTA

Durante años, Shelley se destacó dirigiendo despachos de abogados y oficinas de bienes raíces. Supervisaba a un personal de entre 10 y 15 empleados y daba apoyo a cuatro directivos al mismo tiempo. Aprendió de manera autodidacta habilidades de alto nivel, pero como no tenía estudios superiores avanzados, no valoraba ninguno de sus logros. También fue educada para creer que las mujeres debían casarse con hombres que cuidarían de ellas, y que ella no era suficientemente inteligente para prosperar por sí misma.

A pesar de la falta de confianza, o quizás debido a ella, Shelley decidió estudiar no uno ni dos, sino tres grados universitarios y, aunque la aceptaron en un programa postdoctoral muy competido en Psicología, a menudo sentía que era una decepción. Cuando veía sus calificaciones, se enfocaba en los errores o las áreas que requerían mejora, aunque hubiera realizado correctamente las tareas. En su trabajo clínico, se centraba en errores menores percibidos que no tenían relevancia para los pacientes. Shelley se comparaba con todos (incluidas personas con diez años de experiencia) y se exigía los mismos estándares a pesar de ser todavía estudiante.

Hacía todo esto al mismo tiempo que criaba a dos hijos, y en lugar de felicitarse por ser capaz de malabarear tantas actividades con éxito, se enfocaba excesivamente en la ropa sucia que no había lavado y los pacientes que no estaban progresando tanto como ella consideraba que deberían (todo, mientras se preguntaba: «¿Por qué siguen regresando conmigo?, ¿acaso no saben que soy una farsante?»). Cuando la aceptaron en el mejor programa de maestría en Psicología en Australia (ya tenía un doctorado, pero necesitaba la maestría para atender pacientes), estaba convencida de que habían cometido un error o le habían dado un lugar por lástima.

Como impostora perfeccionista, para compensar su miedo constante a ser señalada como incompetente, Shelley se ponía la vara muy alta, lo que la ayudaba a tener éxito (incluso aceptaron su tesis sin revisiones [para aquellos que nunca han hecho una tesis o disertación, esto es algo insólito]), pero ni todo ese perfeccionismo remedió sus sentimientos de impostora. Ella adjudicaba sus éxitos a los errores de otras personas, a que «habían sido simplemente amables» o a que se la habían puesto fácil. Funcionó… hasta que dejó de hacerlo, y siempre estaba a punto del *burnout*. Si Shelley llenara una tabla de «Funciona (hasta que deja de hacerlo)», luciría así:

Incomodidad	**Evitación experiencial**	**¡Funciona! (la función)**	**Hasta que deja de hacerlo (el precio)**
Baja autoestima, inseguridad.	Estudiar varios grados universitarios.	Aumento del sentido de control. Esperanza de que la confianza va a aumentar.	Toma tiempo, dinero y esfuerzo. No funciona para remediar la inseguridad a largo plazo. Tener un doctorado aumenta el complejo del impostor en mi programa de maestría porque debería saber más.
Decepción (de mí misma).	Enfoque en errores y fracasos percibidos. Comparación con otros.	Sensación de que puedo mejorar. Creencia de que ayuda a evitar errores y fracasos futuros.	Produce sentimientos de tristeza, abatimiento, insuficiencia y más decepción a largo plazo.

Complejo del impostor y miedo a ser descubierta.	Desestimación del éxito. Perfeccionismo.	Buen rendimiento. Alivio temporal del miedo.	Toma tiempo y esfuerzo. Aumenta el estrés. Crea estándares que son imposibles de cumplir, así que me siento fracasada. No funciona para remediar el miedo a largo plazo.

A pesar de estas experiencias internas increíblemente dolorosas y una buena dosis de EE en el proceso, Shelley avanzó con determinación en su carrera. Su giro del mundo corporativo a la salud mental se dio gracias a un profundo deseo de ayudar a los seres humanos durante sus momentos de sufrimiento. Estaba conectada con sus valores de ser útil, apoyar y dar servicio. Reconoció que tendría que cambiar su relación con su crítica interna y pensamientos de impostora observándolos con objetividad e imparcialidad, sin permitirles controlar sus decisiones para poder seguir sus sueños con audacia. Eligió salirse de la zona de confort y hacer un espacio para el miedo, la decepción y la inseguridad con el propósito de vivir a lo grande.

Shelley ahora es una psicóloga plenamente calificada que vive su sueño laboral de trabajar en una clínica privada en un terreno amplio rodeado por árboles, animales y colegas solidarios que comparten su pasión por ayudar a otros a que tengan una mejor vida mediante la conexión y el apoyo, y viviendo una vida significativa. Shelley cultivó su propia flexibilidad psicológica para poder ayudar a otros a hacer lo mismo. Hace poco, Shelley se adentró todavía más en su papel de terapeuta clínica abandonando otras funciones que no eran satisfactorias ni se alineaban con sus valores. Aunque establecer límites detonó el miedo a decepcionar a sus colegas, decidió hacerlo de todas formas. Me dijo: «Fue extremadamente liberador tomar esta decisión y saber que era lo correcto para mí en todos los sentidos».

LA EVITACIÓN NO SIEMPRE ES «MALA»

Si bien la EE puede llevarte a acciones inviables, no toda EE es problemática. Por ejemplo, me desperté esta mañana con mucha ansiedad psicológica; llevé a los niños a la escuela, como lo hago cada día, y, luego, fui a mi clase de yoga. Después de eso, mi ansiedad había desaparecido. ¿Podemos decir entonces que practicar yoga es un ejemplo de EE? Me ayudó a reducir una sensación que no quería sentir, así que sí, cuenta como EE. ¿Eso es problemático? *Depende* de si viene con un costo. Tomó dos horas de mi cronograma (vestirme con ropa para yoga, conducir al estudio, tomar una clase de 75 minutos, conducir a casa, bañarme y ponerme ropa para el trabajo) y me costó 15 dólares. Tenía dos horas libres el día de hoy, puedo pagar 15 dólares y no me desvió de otras actividades basadas en mis valores. Mis hijos estaban en la escuela y yo tenía suficiente tiempo en el día para escribir. También me interesa conectar con mi comunidad yogui y cuidar mi cuerpo, así que, aunque practicar yoga cambió mi experiencia interna, el precio por pagar fue mínimo y mis valores no se vieron comprometidos. La naturaleza meditativa de la práctica también me puso en un mejor lugar para escribir, lo que es congruente con mi valor de creatividad. En este caso, el yoga como evitación no fue problemático; sin embargo, si me resistiera a sentirme ansiosa y, en consecuencia, pasara dos horas cada noche tomando clases de yoga durante la única hora que tengo para estar con mi familia (la cual es importante para mí), entonces sería una evitación con un precio que se volvería inviable.

Habrá momentos en los que *elegirás* la evitación y eso es aceptable también. Lo que espero es que lo hagas con los ojos bien abiertos, que sea una decisión consciente y deliberada, y no una que simplemente ocurra en piloto automático. Por ejemplo, cuando tienes que elaborar unos informes al final de un día especialmente agotador, pero eliges la procrastinación como forma de autocuidado al tiempo que te comprometes a realizarlos al día siguiente, o cuando priorizas una vida saludable reduciendo el consumo de azúcar o alcohol, pero en la boda de tu mejor amigo eliges comer pastel y beber champaña para celebrar.

La EE viene en todas las formas y tamaños, y puede venir astutamente disfrazada (como en la segunda parte del ejemplo de yoga anterior). En los años que me he especializado en la ACT, la ansiedad y el complejo del impostor, he identificado cinco tipos principales de EE. Es probable que te reconozcas a ti y a tu conducta en más de una de las categorías, pero posiblemente recurras más a una de ellas, la cual identificaremos en el capítulo 10.

Resumen: Qué debes saber

- El dolor emocional no es el problema; todo lo que haces para evitarlo es lo que te mantiene estancado.
- La evitación experiencial (EE) es todo lo que haces o no haces para sentir menos de aquello que no quieres sentir o más de aquello que sí.
- La EE proporciona alivio a corto plazo, pero con frecuencia tiene un precio, especialmente en tu relación con los valores.
- Es posible que la vergüenza, el miedo a la desconexión y el camino del menor esfuerzo sean la raíz de la EE.
- No toda EE es problemática; la pregunta que debes hacerte es si tiene un precio.

Trabajo: Qué hacer

- Llena la tabla «Funciona (hasta que deja de hacerlo)» para comprender tus propios patrones de evitación, incluidos la función y el precio de tus conductas evitativas.

10
LOS CINCO TIPOS DE EVITACIÓN

> La evitación nunca ha sido una buena táctica para resolver problemas.
> En la mayoría de las situaciones en la vida, no abordar
> lo que sucede solo empeora las cosas.
>
> LUVVIE AJAYI JONES

«Pst, pst». Mi esposo me llamó desde el sillón mientras yo andaba de un lado a otro por el departamento. Era el final de la mañana de un sábado, antes de que nos casáramos y tuviéramos hijos. Él seguía en pijama y estaba viendo de nuevo una película de Marvel. Yo acababa de terminar la licenciatura, así que ya no necesitaba hacer tarea los fines de semana. En otras palabras, podría haberme relajado en el sillón, acurrucada con Billy, pero en lugar de eso, me mantenía ocupada con no recuerdo qué... lo que fuera para «seguir avanzando». Era mi estrategia de evitación. Había pasado tanto tiempo en la escuela, donde había tantas cosas por hacer y nunca suficiente tiempo para realizarlas, que no podía estarme quieta sin sentirme ansiosa por todo lo que «debía» estar logrando. Aunque me gradué y mi situación cambió, mis pensamientos y emociones no habían recibido el mensaje, así que para controlar mi ansiedad y calmar mi mente, iba, iba, iba y hacía, hacía, hacía. Así me sentía productiva y en control. Mi lista de pendientes era mi mejor amiga y nada me emocionaba más que tachar pendientes en ella. Esta estrategia había sido eficiente para tener éxito en la escuela, pero tuvo un precio cuando ya no era capaz de solo sentarme y ser. Esto significó perder muchas oportunidades para conectar tranquilamente con las personas que más quería. Significó no poder practicar lo que pregonaba cuando recomendaba la meditación a mis pacientes, pues lo evitaba en mi propia vida. Aunque el ir, ir, ir y el hacer, hacer, hacer me permitieron evitar la ansiedad asociaba con quedarme quieta, la reemplazaron con una sensación constante de urgencia y avanzar hacia lo siguiente. Era como la vieja caricatura del Demonio de Tasmania, girando por la vida a toda velocidad, rodeada por un remolino de caos.

Me refiero a mí misma y a otros que aplican este tipo de evitación como *los ejecutores*. En los veinte años como profesional de la salud mental y especialista en ansiedad, he descubierto que las formas nocivas de evitación se pueden clasificar en cinco tipos principales: el ejecutor, el invisible, el compulsivo-impulsivo, el dependiente y el pensador. Probablemente aplicas estos tipos de evitación de vez en cuando, pero uno es tu estrategia principal.

En el capítulo 9, analizamos a detalle la evitación, cómo funciona (es decir, por qué lo haces) y el precio que tienes que pagar. Identificar la función de tus conductas evitativas te ayudará a descubrir patrones a fin de que puedas tomar nuevas decisiones más viables. En este capítulo, llevaremos lo que entendiste de la EE a otro nivel, al identificar la táctica de evitación a la que recurres. Saber lo que haces y no haces cuando se presentan el dolor emocional y el complejo del impostor es un paso esencial para modificar la conducta y volverse más flexible psicológicamente.

EL EJECUTOR

Los ejecutores se caracterizan por hacer todo para mantenerse ocupados. Evitan el dolor emocional y los pensamientos complicados manteniéndose tan ocupados que no hay espacio para experimentarlos. El modo ejecutor es «ir, ir, ir, hacer, hacer, hacer», por lo que a menudo los verás haciendo listas, apresurándose para realizar las tareas de la lista y disfrutando de tacharlas de esta. Si tu instinto de ejecutor es muy fuerte, es posible que incluso agregues tareas a la lista *después* de haberlas llevado a cabo, solo para sentir la satisfacción de tacharlas. Los ejecutores suelen prepararse en exceso, son adictos al trabajo y buscan un sinnúmero de conocimientos, habilidades, certificados y grados universitarios con el objetivo de evitar sentirse insuficientes. Es posible que también se involucren en actividades que parecen productivas, como los pasatiempos o actividades de «autocuidado», pero que casi siempre funcionan como formas engañosas de evitación. Por ejemplo, quizás un ejecutor prefiera jugar golf o hacerse una *manicure* o *pedicure* durante su tiempo libre porque siente que es más productivo y no lo considera una pérdida de tiempo, como lo sería descansar. Los ejecutores son sensibles a la idea de perder el tiempo y casi nunca descansan.

EL INVISIBLE

Cuando nuestro hijo William era pequeño, pasó por una temporada épica de berrinches constantes. Casi lo expulsan del preescolar por haber arrancado las patas soldadas de hierro forjado del banco de la maestra. Con frecuencia colocaba joyas en la pila de pañales sucios, y muñecas y aparatos electrónicos en el inodoro. También arrancaba las sábanas de la cama y las playeras de los ganchos. Cuando lo recuerdo, me parece gracioso, pero en su momento fue muy difícil educarlo. Al sentirse frustrado e impotente, mi esposo decidió pasar más y más tiempo en su oficina frente a la computadora, ya que le proporcionaba un alivio que en verdad necesitaba (le funcionaba, de lo contrario no lo habría hecho), pero eso implicaba quedarme sola para lidiar con nuestro pequeño demonio y, por supuesto, también afectó su relación padre-hijo. Nuestro matrimonio y su relación con los niños le importaban más que nada; aun así, la dificultad de Billy para tolerar su muy entendible angustia minaba las cosas que más valoraba. Por fortuna, tanto William como su papá han descubierto formas más psicológicamente flexibles para relacionarse con sus complejas emociones, y las relaciones de todos han mejorado como consecuencia.

Billy es el invisible, que es el opuesto al ejecutor, o sea, una persona que busca la comodidad ocultándose. Cuando emociones complicadas como el miedo, la incertidumbre, la ira, el terror, la inseguridad o el complejo del impostor se presentan, los invisibles escapan del dolor cerrándose, guardando silencio, siendo pasivos, procrastinando, aislándose y evitando situaciones que detonan la incomodidad. Con frecuencia se distraen con actividades como navegar por las redes sociales, ver maratones de programas de televisión, jugando videojuegos, leyendo o tomando siestas. Los invisibles encuentran consuelo en las zonas de confort, pero a expensas de sus relaciones, su trabajo y la escuela. Aceptan realizar tareas, pero se les dificulta completarlas, y no pueden comunicar el problema, ya que temen ser juzgados o decepcionar a los demás, lo cual crea exactamente el resultado (ser evaluados de manera negativa) que están tratando de evitar.

EL IMPULSIVO-COMPULSIVO

Jay era un paciente que vino por primera vez a una sesión conmigo en el aniversario de un serio intento de suicidio. Su infancia había sido muy difícil y tenía un historial de trauma. Nunca aprendió a manejar de manera efectiva su intenso dolor emocional, por lo que recurría a las autolesiones, la violencia contra otros, la compulsión, el impulso por realizarse tatuajes y *piercings*, y el abuso de sustancias. Tales conductas le ofrecían una solución rápida a su inmenso dolor, pero interferían en gran medida en su vida, por lo que terminaba con frecuencia en el hospital, en prisión y sin relaciones significativas, todo lo cual aumentaba su dolor con el paso del tiempo. En terapia, Jay pudo reducir lentamente estas conductas, lo que significó menos hospitalizaciones y encarcelamientos.

Jay es del tipo impulsivo-compulsivo. Estas personas desean aliviar la incomodidad a través de conductas compulsivas e impulsivas, como consumir sustancias, comprar, pellizcarse la piel, cortarse, comer, apostar, tener sexo, arrancarse el cabello, comerse las uñas, contar, verificar u otros rituales. Los impulsivos-compulsivos también pueden explotar verbal o físicamente cuando se sienten enojados o frustrados. Por lo general, la angustia emocional implica una tensión o ansia que se libera mediante la conducta impulsiva-compulsiva. Si bien estas conductas proporcionan un alivio temporal y control percibido, a menudo producen un menor sentido de control con el paso del tiempo, ya que la necesidad de adoptarlas aumenta, y el alivio que les produce disminuye.

EL DEPENDIENTE

Cuando invitan a Jenny a cenar o al cine, siempre se somete a lo que otras personas quieren comer o ver. Cuando la entrevisté, dijo lo siguiente: «Está como arraigado en mí. Mi primer instinto es mirar hacia afuera en casi todas mis decisiones». Se preguntaba si sus opiniones con respecto a música, política u otros gustos y disgustos eran realmente suyas, ya que rara vez se tomaba el tiempo para digerir la información antes de preguntarles a otros su opinión. A Jenny, depender de los demás le proporciona comodidad de distintas maneras: se siente bien complaciendo a otros, evita tomar «malas» decisiones (aquellas que podrían desagradarle a ella u otras personas) y escapa de su miedo a ser abandonada por las personas que le importan si sus opiniones son distintas. Sin embargo, el precio que Jenny tiene que pagar es perderse oportunidades de probar cosas nuevas. También le hace falta confianza y sentido de autoeficiencia porque no ha tenido una experiencia directa tomando decisiones y compartiendo opiniones sin que ocurran las consecuencias a las que tanto teme. En otras palabras, su creencia de que los demás no estarán contentos o dejarán de ser sus amigos se mantiene porque su conducta evasiva la limita a que acceda a una evidencia experiencial que le demostraría lo contrario. Su papá murió hace poco después de una larga batalla contra la demencia, y Jenny se dio cuenta de que su tendencia a enfocarse en las necesidades de los demás (como ayudar a su mamá a transitar el duelo) es tan profunda que no se detiene a procesar sus propias experiencias emocionales, es decir, evita sus emociones atendiendo los sentimientos ajenos.

Jenny es del tipo dependiente. Estas personas dependen de otros para facilitar evitar el dolor y lo hacen buscando consuelo, complaciendo a los demás o siguiéndolos en lugar de actuar como líderes. Los dependientes evitan elegir la película o el restaurante y prefieren que otros decidan, y cuando tienen que decidir, piden muchas opiniones antes de hacerlo. También puede manifestarse en la investigación en línea (donde el internet funge como el «otro» más sabio) o pidiendo la opinión de múltiples familiares, amigos o colegas. Así, los dependientes evitan tomar la decisión «equivocada» o ser juzgados o evaluados negativamente. Por razones similares, se les dificulta ser asertivos, decir «no» y establecer límites. Es posible que también satisfagan de más las necesidades ajenas, casi siempre a expensas de las suyas y que se disculpen en exceso, incluso cuando no está justificado. En ocasiones, el péndulo de los dependientes puede mecerse: con el tiempo, la pasividad y complacencia pueden ocasionar que una disposición amable se convierta en un resentimiento iracundo, lo cual tiene un impacto negativo en las relaciones. De igual forma, si la búsqueda de consuelo de los dependientes es excesiva, se puede volver una carga en las relaciones.

EL PENSADOR

Después de graduarse del programa de maestría, a Annabelle la invitaron a una reunión anual de exalumnos. Estaba segura de querer asistir, ya que significaría mucho para ella ver a sus antiguos compañeros de clase, pero en lugar de comprometerse de inmediato con una confirmación de asistencia, se pasó una semana haciendo gimnasia mental, planteándose mil preguntas, planeando la logística y pensando en los pros y contras. Su mente giró en torno a asuntos como los siguientes: «Voy a salir el fin de semana anterior, ¿quiero estar fuera dos fines de semana seguidos?, ¿está bien dejar al perro solo de nuevo?, ¿dónde me quedaría?, ¿por cuánto tiempo?, ¿quién va a estar en la reunión?, ¿debería compartir una habitación?, ¿qué hay del COVID-19? El precio de la gasolina está por los cielos y va a ser un largo viaje». Annabelle sentía la necesidad de analizar hasta el más mínimo detalle, lo que le daba una sensación de control a corto plazo, como si se estuviera preparando y resolviendo problemas para que no la tomaran desprevenida; sin embargo, esto también causaba que se sintiera estresada cuando pensaba en la situación. Esperó a aceptar la invitación hasta el último minuto y, como es el caso en general, terminó exactamente donde empezó: eligiendo asistir. Comparó su proceso mental como estar en una caminadora, trabajando muy duro sin llegar a ningún sitio nuevo.

Pensar de más hacía que se sintiera agotada. Asimismo, explicó que, aunque funcionaba bien por fuera, en el interior tenía muchos rasgos que los demás no conocían, lo que la hacía sentirse sola en ocasiones. Su ritual mental creaba un sentido de presión y tensión que a menudo la llevaban a adoptar otro tipo de conductas evitativas, como las del impulsivo-compulsivo (por ejemplo, pellizcarse la piel) y el dependiente (por ejemplo, pedir la opinión de otros con la esperanza de poder llegar a la respuesta «correcta»).

Annabelle es del tipo pensador. Estas personas reducen o evitan la angustia preocupándose, cavilando, reflexionando (y resolviendo mentalmente) cada posible resultado y sobreanalizando cada situación o decisión, lo que significa que siempre habitan en su cabeza. Se preocupan y consideran los «¿Y si...?»; idean planes para el peor de los escenarios; intelectualizan; cavilan sobre conversaciones, experiencias y publicaciones en redes sociales pasadas (o las repasan una y otra vez), y planifican con antelación conversaciones futuras. Estas estrategias cognitivas las hacen sentirse preparadas y con la capacidad de resolver problemas, además de proporcionarles una mayor sensación de control y certidumbre, pero también ocasionan que no experimenten el dolor que implica cada «¿Y si...?» (frente al dolor de un resultado real) y pueden limitar su habilidad para estar en verdad presentes. Algunos pensadores también manifiestan tendencias evitativas en otros campos. Como expresa mi invisible esposo con tendencias de pensador: «Mi reflexión excesiva ocasiona que me oculte». Annabelle describió que la reflexión excesiva le producía conductas impulsivas-compulsivas y dependientes.

Dos de estas estrategias son formas de evitación más activas (ejecutor e impulsivo-compulsivo), dos son más pasivas (invisible y dependiente) y una (pensador) es una combinación de formas activas y pasivas.

Activa / Hacer	Pasiva / Retroceder
Ejecutor	Invisible
Impulsivo-compulsivo	Dependiente
Pensador	

Cada una proporciona un beneficio (funcionan, de lo contrario no las usaríamos), pero todas tienen un precio que al final genera una mayor angustia y necesidad de evitar, y, con frecuencia, nos aleja de aquello que más valoramos. Puedes identificar tu estrategia de evitación principal respondiendo un cuestionario en www.jillstoddard.com/quizzes.

Tener conciencia de la evitación es el primer paso necesario para el cambio; dar la bienvenida a la incomodidad es el segundo.

Resumen: Qué debes saber

- Las estrategias de evitación pueden clasificarse en cinco tipos principales: el ejecutor, el invisible, el impulsivo-compulsivo, el dependiente y el pensador.
- Es probable que adoptes estrategias de los cinco tipos, pero hay uno que ejerces con mayor frecuencia.

Trabajo: Qué hacer

- Responde el cuestionario que se encuentra en www.jillstoddard.com/quizzes para identificar tu tipo de evitación principal.

11
SENTIRSE CÓMODO CON LA INCOMODIDAD

Debes abandonar la ciudad de la comodidad y salir a la jungla de la intuición. Lo que se revelará será maravilloso, pues te descubrirás a ti mismo.

ALAN ALDA

En su libro *Lecciones de vida: dos expertos sobre la muerte y el morir* nos enseñan acerca de los misterios de la vida y del vivir, Elisabeth Kübler-Ross y David Kessler inician con la historia de Stephanie.[1] Ella conducía en el notoriamente terrible tráfico del sur de California, de Los Ángeles a Palm Springs, para pasar un fin de semana con sus amigas. Cuando los autos frente a ella comenzaron a detenerse, también se detuvo. Miró por el retrovisor y descubrió que el carro detrás de ella aceleraba y no parecía tener la intención de detenerse. Sabía que estaban a punto de chocarla y, a la velocidad que el otro conductor se estaba acercando, lo más probable era que no sobreviviría. Cerró los ojos, quitó las manos tensas del volante y soltó la resistencia.

Milagrosamente, a pesar de haber sido golpeada a gran velocidad, Stephanie salió ilesa. Su auto, el de enfrente y el que la chocó por detrás quedaron destrozados, pero ella no.

Stephanie sobrevivió porque se rindió. Si su cuerpo hubiera estado tenso con las manos sobre el volante, muy probablemente habría sufrido lesiones graves. *El simple hecho de soltar la resistencia y aceptar lo que estaba por suceder le permitió salir ilesa.* Emocionalmente, Stephanie se dio cuenta de que había estado viviendo su vida como si tomara el volante con un control casi mortal. El accidente de tránsito la ayudó a darse cuenta de que estaría mejor si trataba su vida como una pluma de ave que podía sostener con la palma abierta de su mano.

Así es como quiero que trates tus experiencias internas: sosteniéndolas como una pluma, soltando tus intentos de controlarlas. Stephanie se permitió sentir miedo, más que aplicar resistencia contra él, y esa relación de aceptación la liberó.

En los capítulos 9 y 10, identificamos tus patrones de EE; ahora es momento de que te libere enseñándote habilidades para soltar la lucha por controlar sentimientos no deseados y desarrollar una relación nueva con ellos, lo que significa que los sentimientos ya no serán obstáculos para tomar decisiones basadas en valores.

EL ANTÍDOTO PARA LAS DIFICULTADES

El control es el problema y soltar es la respuesta. En ACT, la A se refiere a aceptación, la cual no significa que quieras o desees una experiencia ni darte por vencido o ceder, sino simplemente permitir que algo, que de todas formas ya está ahí, se presente. Cuando aceptamos las experiencias internas, nos abrimos y les permitimos ser como son, independientemente de que sean débiles o fuertes, cómodas o incómodas. Tener dificultad para controlar las emociones las empodera y las vuelve más rígidas. El dolor es parte de ser humano; resistirse a él crea un mayor sufrimiento y, a menudo, nos aleja de nuestros valores. Cuando soltamos la resistencia, reducimos el sufrimiento.

Imagina que es como usar un aro de hula-hula. Casi todos conseguimos girar uno en la cintura por algunos segundos antes de que se caiga; otras personas, como los cirqueros, pueden hacerlo girar por horas e incluso agregar más aros en la cintura, en los brazos y hasta en una pierna. Sin embargo, en cada caso, el aro termina cayéndose, o el cirquero agrega tantos aros que termina restringido y sin poder ver o moverse. De igual manera, intentar controlar o suprimir los sentimientos que no quieres tener parece factible algunas veces, pero al final tu capacidad para sostenerlo se reduce; o, quizás, te preocupe tanto controlar tus emociones que ya no puedas ver o hacer nada más. Estás estancado. ¿Qué pasaría si, en lugar de eso, optaras por dejar el espectáculo de aros bajo la gran carpa? Si soltaras la dificultad y te alejaras de todo ese esfuerzo; si, como Stephanie, soltaras, te rindieras y *aceptaras*.

Los beneficios de la aceptación se ven respaldados por investigaciones; por ejemplo, en un estudio sobre la tolerancia al dolor, se les pidió a los participantes de la investigación que sumergieran las manos en agua helada, pero antes de ser expuestos al agua fría, los dividieron en tres grupos. Al primero (supresión) se le pidió que suprimiera cualquier emoción, pensamiento y sensación relacionados con el dolor; al segundo (aceptación), que aceptaran, observaran y no controlaran las sensaciones, emociones y pensamientos relacionados con el dolor; y al tercero (grupo de control/afrontamiento espontáneo) se le proporcionó educación sobre el dolor y se le ordenó que usara la información para manejarlo. Los participantes del grupo de aceptación reportaron menores niveles de dolor y angustia y mayores niveles de tolerancia que los otros dos grupos.[2]

Otras investigaciones han repetido hallazgos similares en relación con el acúfeno (zumbido crónico en el oído),[3] dolor crónico,[4] pánico[5] y más.

Por supuesto, es más fácil decirlo que hacerlo, pero hay muchas formas de practicar para desarrollar el músculo de la aceptación. Puedes iniciar con prácticas fáciles y divertidas hasta progresar a ejercicios más desafiantes. Exploraremos algunas de ellas a continuación.

Usar la respiración para aceptar la incomodidad

Antes de adentrarnos de lleno en ejercicios de aceptación activos, hagamos una pausa para analizar cómo luce en realidad la aceptación cuando la practicamos. He tenido varios pacientes que comprenden el concepto de *aceptación* en teoría, pero no lo que deben *hacer* cuando la están practicando. La forma más efectiva que he descubierto para aprovechar la aceptación es usando la respiración como vehículo para abrirse, dejar entrar a la incomodidad y soltar la resistencia.

Ahora mismo, respira de manera natural y observa tu cuerpo conforme lo haces. Nota cómo tu pecho y abdomen se expanden con cada inhalación, y cómo se contraen con cada exhalación. Ahora encuentra un lugar en tu cuerpo donde sientas tensión o incomodidad; mientras inhalas, usa la respiración para abrirte a la tensión o incomodidad y expandirte ante ellas, y cuando exhales, suelta la resistencia. Es importante que sepas que soltar la resistencia no significa que liberes la tensión o la incomodidad, sino que dejes ir la necesidad de controlarlas. Después de unas cuantas respiraciones, me gusta incorporar palabras motivacionales o instrucciones para mí misma. Este es un ejemplo de cómo luciría:

Inhala… *Abre y expande.*
Exhala… *Suelta la resistencia.*
Inhala… *Permite.*
Exhala… *Ríndete.*
Inhala… *Esto está aquí ahora.*
Exhala… *Déjalo ir.*
Inhala… *Tengo espacio para esto.*
Exhala… *No hay necesidad de hacer nada aquí.*
Inhala… *Haz espacio.*
Exhala… *Mientras recitas las palabras anteriores, también suelta los hombros, afloja el rostro, separa los dientes y relaja las manos, pero no con el objetivo de forzar la relajación, sino de soltar la resistencia que tienes en el cuerpo.*

Tal vez en un inicio necesites cerrar los ojos y concentrarte mucho en usar la respiración a fin de crear espacio para tus experiencias internas mientras sueltas la resistencia. Después de un poco de práctica, podrás hacerlo con los ojos abiertos, incluso mientras te enfocas en otras cosas, como conducir o atravesar una interacción interpersonal difícil.

INCOMODIDAD VOLUNTARIA

La clave para desarrollar la aceptación es la voluntad para sentir la incomodidad. Existen varios tipos de estímulos que te pueden hacer sentir incómodo, como cosas que prefieres no ver, sonidos que no quieres escuchar, olores que te parecen ofensivos y sabores o texturas que consideras asquerosos. Aprovecharemos estas aversiones para desarrollar los músculos de la aceptación; puedes usar la respiración con el propósito de crear un espacio para la incomodidad mientras sueltas la resistencia.

> Recuerda: dolor × resistencia = sufrimiento. El dolor ya existe, pero podemos desactivar la resistencia para disminuir el sufrimiento.

Durante el día, tu cerebro, ojos, oídos, nariz, boca y piel procesan muchos estímulos. Cuando ves algo bello, como un atardecer o arcoíris, probablemente te detengas para admirarlo. Cuando escuchas algo neutral, como el ruido de la calle o el ventilador de una computadora, es posible que apenas lo notes. Cuando hueles algo desagradable, como vómito, es casi seguro que te taparás la nariz y harás tu mejor esfuerzo para escapar del olor.

Cuando desarrollamos flexibilidad psicológica a través de la aceptación, nos volvemos más conscientes para elegir cómo responder cuando las sensaciones surgen, lo que significa que disminuimos nuestras reacciones en piloto automático; o sea, evitamos o escapamos de las experiencias internas que nos parecen desagradables. ¿Es valioso aceptar el olor del vómito? Sin contexto, no necesariamente. No se trata de una práctica tipo «El que quiera azul celeste que le cueste», pero ¿qué sucedería si un ser querido se enferma y necesitas o deseas cuidarlo? Ser capaz de estar presente junto con la sensación de asco, te permitirá hacerlo más plenamente y, como verás con la experiencia (no solo porque yo lo digo), tu sufrimiento ante la presencia de sentimientos aversivos disminuirá mientras más abierto estés y más permitas que los sentimientos sean lo que son.

Las siguientes prácticas te permitirán modificar tu relación con las experiencias internas. Realizarlas te proporcionará la libertad para escoger entre un gran repertorio de conductas libres de las ataduras de la renuencia a sentir incomodidad, lo cual te permitirá elegir los valores con mayor libertad. Conforme pongas en práctica los siguientes ejercicios, pon especial atención a tus ansias de evitar, ya que a estas reaccionamos con mayor frecuencia en piloto automático cuando optamos por la zona de confort en lugar de una conducta viable.

Desarrollar el músculo de la aceptación visual

Para empezar, elige un estímulo visual que te atraiga, como una flor, una pintura, una mascota o una fotografía. Puedes hacerlo en casa, afuera en la naturaleza o frente a la computadora (por ejemplo, usando YouTube o Google Imágenes). Dedica unos minutos a mirar el estímulo con atención plena y enfócate en los colores, las texturas, la forma y las cualidades del objeto en general. Advierte cómo te sientes.

Ahora elige un estímulo visual que te parezca desagradable y rétate. Elige algo que puedas calificar con un 5 en una escala de 10 de lo más desagradable. Tal vez sean imágenes de serpientes, arañas o mis favoritos (lo digo sarcásticamente): pies. Mira el estímulo de la forma como normalmente lo harías, permitiéndote resistirte. Es posible que notes que tus músculos se tensan, tus ojos se entrecierran o tu cabeza se voltea. Presta atención a cómo te sientes y lo que haces cuando miras algo desagradable. Intenta no sentir lo que sientes. Califica tu experiencia de incomodidad, resistencia y sufrimiento en una escala del 0 al 10. Si no estás seguro de cómo calificar el sufrimiento, considéralo como angustia causada por la incomodidad o la tensión que se produce por la resistencia y los sentimientos que se generan si esta no funciona. Por ejemplo, cuando veo pies masculinos grandes y horribles con uñas largas y sucias, mi incomodad es un 8 en una escala de 10. Hago todo lo posible para evitar la experiencia (fruncir el rostro, tensar el cuerpo, decir «Puaj, qué asco, qué horror» y me volteó si es posible, tratando de forzarme a sacar de mi mente el recuerdo de la imagen), por lo que mi resistencia está en un 9. Detesto lo incómoda que me siento y que mi resistencia no me haga sentir mejor (porque una vez que lo veo, no puedo no verlo sin importar cuánto lo intente), así que mi sufrimiento es de un 9.

Utiliza la siguiente tabla para registrar tu propia experiencia.

Estímulo visual	**Incomodidad 0-10**	**Resistencia 0-10**	**Sufrimiento 0-10**	**Observaciones**
Pies	8	9	9	Tensión en la garganta, el pecho y el abdomen; rostro fruncido; refunfuñidos; intentos por no voltearme, aunque de verdad quiero hacerlo.

Después de mirar aquello que te incomoda de la forma común en que lo harías, probablemente con resistencia, practica mirarlo diferente. Baja los hombros y relaja el rostro; observa los colores, texturas y otras características sin juicio; usa la respiración para abrirte y expandirte ante las sensaciones creadas por mirar el estímulo desagradable. Mantente presente. Respira y permite que tus experiencias internas solo sean. Puedes incluso mirar las imágenes y tus sensaciones con curiosidad. En otras palabras, suelta la resistencia y practica la aceptación. Califica tu incomodidad, resistencia y sufrimiento en una escala del 0 al 10 y registra tu experiencia usando la siguiente tabla.

Estímulo visual	**Incomodidad 0-10**	**Resistencia 0-10**	**Sufrimiento 0-10**	**Observaciones**
Pies	5	2	2	Me sentí abierta, relajada, curiosa; sigue sin gustarme la imagen, pero siento menos tensión y angustia, y pude observarla por más tiempo.

Advierte cómo difiere tu experiencia cuando te resistes en comparación con cuando aceptas. ¿Tus calificaciones de incomodidad y sufrimiento cambiaron?, ¿tu voluntad para permanecer presente en la experiencia cambió?, ¿qué hay de tu conducta?

Desarrollar el músculo de la aceptación auditiva

Me encanta escuchar a mi perro roncar. Es un buldog francés, así que llega a roncar incluso cuando está despierto, es adorable y graciosísimo y me dan ganas de besarle su carita chata, pero sonidos orales humanos... no, gracias. Si tuviera una moneda de 10 centavos por cada vez que le he gritado a mi esposo o hija por morderse las uñas, tendría la colección más grande de monedas en el mundo. Con frecuencia, mis gritos van acompañados de un manotazo instintivo en el brazo que los sobresalta y no es muy amable, así que comencé a practicar la aceptación con los sonidos orales de Billy y Scarlett. ¿Qué sonidos te agradan y cómo te hacen sentir?, ¿cuáles te hacen sentir incómodo? Practiquemos desarrollar la aceptación en torno a ellos.

Inicia con un sonido o sonidos que te parezcan agradables. Tal vez una pieza musical, pájaros cantando o el sonido de las olas. Dedica unos minutos a escuchar el sonido con atención plena; enfócate en el volumen, el tono, el timbre y sus características generales. Suelta los juicios y advierte cómo te sientes.

A continuación, elige un estímulo auditivo que te desagrade. Recuerda que debes retarte eligiendo algo que califiques con un 5 en una escala de 10 de lo más desagradable. Podría ser un bebé llorando, uñas rasguñando un pizarrón (YouTube es genial para esto si no tienes acceso a un pizarrón real) o la música de un artista que no te gusta o de un género que no soportas. Escucha como normalmente lo harías, con resistencia y todo. Observa lo que haces con tu cuerpo y cómo te sientes (trata de evitar la agresión si el sonido viene de una persona o un animal). Califica tu experiencia de incomodidad, resistencia y sufrimiento en una escala de 10 puntos cuando te resistes y regístrala en la siguiente tabla.

Estímulo visual	**Incomodidad 0-10**	**Resistencia 0-10**	**Sufrimiento 0-10**	**Observaciones**
Canción del grupo The Cars.	6	7	7	Siento desagrado e irritación, así como deseos de que se termine; me duelen los oídos.

Ahora hazlo con oídos de aceptación. Si estás escuchando música, trata de oír cada instrumento por separado. Concéntrate en las características de los sonidos con curiosidad más que con juicio. Usa la respiración como vehículo para permitirte sentir lo que sea que surja. Califica tu experiencia de incomodidad, resistencia y sufrimiento en una escala de 10 puntos cuando aceptas y regístrala en la siguiente tabla.

Estímulo visual	Incomodidad 0-10	Resistencia 0-10	Sufrimiento 0-10	Observaciones
Canción del grupo The Cars.	3	1	1	Noté instrumentos interesantes a los que no había prestado atención antes; pude escucharla hasta el final sin ansias; me gustó la armonía.

Desarrollar el músculo de la aceptación olfativa

Considérame loca, pero me encanta el olor a gasolina, al repelente de insectos y a fogatas. El año pasado, compré un carro eléctrico. No tener que ir a la gasolinería nunca es bastante conveniente, pero extraño el olor. Por otro lado, la ginebra me da náuseas y claro que existe una razón, pero es una historia para otro libro. Muchos productos de limpieza para el hogar y comerciales huelen exactamente a ginebra, así que no siempre puedo eludir el olor. ¿Cuál es la alternativa? La aceptación. ¿Qué olores te encantan?, ¿cuáles odias? Practiquemos aceptar aquellos que preferirías evitar.

Primero, elige un olor que te agrade, tal vez el aliento de tu cachorro, una flor, el perfume de tu pareja o la cabeza de un bebé. Dedica unos minutos a oler el estímulo con atención plena. Concéntrate en las características generales del aroma, suelta los juicios y observa cómo te sientes.

A continuación, elige un olor que te parezca desagradable y rétate. Selecciona algo que sea un 5 en una escala de 10 de lo más desagradable. Tal vez un queso apestoso, los pies de tu pareja al final del día o el arenero de tu gato cuando necesita limpieza. Huele el estímulo de la forma común en que lo harías, permitiéndote resistirte. Tal vez adviertas que estás frunciendo la nariz o verbalizando tu desagrado. Presta atención a cómo te sientes y lo que haces cuando hueles algo desagradable. Califica tu experiencia de incomodidad, resistencia y sufrimiento en una escala de 0 a 10 y regístrala en la siguiente tabla.

Estímulo visual	**Incomodidad 0-10**	**Resistencia 0-10**	**Sufrimiento 0-10**	**Observaciones**
Pies de Billy.	8	10	8	Asco total, verbalización cuestionando qué está mal, rostro fruncido. Giré la cabeza y me di por vencida de inmediato.

Después de olerlo de la forma en que usualmente lo harías, probablemente con resistencia, practica hacerlo distinto. Relaja la nariz y nota las características sin juicio. Usa la respiración para abrirte y expandirte ante las sensaciones creadas al oler el estímulo desagradable. Mantente presente. Respira y permite que tus experiencias externas sean. Puedes incluso tratar el olor con curiosidad. En otras palabras, suelta la resistencia y practica la aceptación. Califica tu incomodidad, resistencia y sufrimiento en una escala del 0 al 10 y regístralo en la siguiente tabla.

Estímulo visual	**Incomodidad 0-10**	**Resistencia 0-10**	**Sufrimiento 0-10**	**Observaciones**
Pies de Billy.	5	3	3	Sigue sin gustarme para nada, pero pude permanecer presente en la experiencia, incluso me causaron curiosidad los diferentes detalles del olor. De hecho, me parece que sus pies de Pedro Picapiedra son lindos.

Advierte cómo difiere tu experiencia cuando te resistes en comparación con cuando aceptas. ¿Tus calificaciones de incomodidad y sufrimiento cambiaron?, ¿tu voluntad para permanecer presente en la experiencia cambió?, ¿qué hay de tu conducta?

Desarrollar el músculo de la aceptación gustativa (el reto BeanBoozled)*

A finales de febrero de 2020, mi travieso hijo decidió que necesitaba saber qué ocurriría si se metía una piedrita en el conducto auditivo. Por consejo de su pediatra, lo llevamos a urgencias. En febrero de 2020. Una semana después, todo lo que ponía en su boca lo declaró como «asqueroso». Por fortuna, su pérdida del gusto y olfato por el COVID-19 (y su enfermedad leve) fue temporal, pero a la fecha sigue siendo un comensal muy quisquilloso. Por supuesto, todos tenemos alimentos y bebidas que nos agradan y nos desagradan. Si estás satisfaciendo tus necesidades nutricionales, no es necesario que te obligues a comer alimentos que no te gustan, pero es una excelente forma de practicar el desarrollo del músculo de la aceptación. De hecho, es mi método favorito.

Del mismo modo que antes, comienza eligiendo algo que te guste comer. Dedica unos minutos a disfrutar del alimento con atención plena. Concéntrate en su sabor y textura, así como en sus características generales. Suelta el juicio y observa cómo te sientes.

A continuación, elige un sabor que te parezca desagradable; me gusta hacer esto con mis pacientes usando gomitas Jelly Beans BeanBoozled, las cuales puedes comprar en línea y son baratas. Las gomitas vienen en una variedad de colores y sabo-

* *BeanBoozled* es una caja de gomitas Jelly Bean de diferentes sabores organizadas por pares que lucen exactamente iguales, pero una de ellas tiene sabor clásico y la otra un sabor inusual o desagradable. *(N. de la t.).*

res: la gomita color durazno con manchas rojas podrías saber a *smoothie* de fresa con plátano... o a pez muerto; el blanco con puntos multicolor podría saber a pastel de cumpleaños... o a lavavajillas sucio. Si no quieres comprar estas gomitas, puedes realizar la práctica con cualquier alimento que no te guste. Pruébalo de la forma como lo harías normalmente, permitiéndote resistirte. Si aceptaste el reto BeanBoozled, échate una en la boca, advierte la anticipación y, quizás, la curiosidad mezclada con temor. Cuando muerdas la gomita y registres el sabor, observa el alivio que sientes cuando sacas uno «bueno» o las ansias de escupirla si el sabor es «malo». Escúpela la primera vez como lo harías normalmente. Presta atención a cómo te sientes y a lo que haces cuando pruebas algo desagradable. Califica tu experiencia de incomodidad, resistencia y sufrimiento en una escala de 0 a 10 y regístrala en la siguiente tabla.

Estímulo visual	Incomodidad 0-10	Resistencia 0-10	Sufrimiento 0-10	Observaciones
Gomita BeanBoozled.	7	10	8	Terror. Tan pronto registré el sabor a pez muerto, fruncí el rostro, sentí asco, lo verbalicé y escupí la gomita.

Después de comer el alimento de la forma común en que lo harías, probablemente con resistencia, practica algo distinto. Nota los sabores, las texturas y otras características sin juicio. Usa la respiración para abrirte y expandirte ante las sensaciones creadas al probar el alimento desagradable. Mantente presente. Respira y permite que tus experiencias internas sean. Si realizas el reto BeanBoozled, practica mantener una postura abierta, curiosa y dispuesta hacia el sabor que te toque, a sabiendas de que se trata simplemente de gomitas. En otras palabras, suelta la resistencia y practica la aceptación. Califica tu incomodidad, resistencia y sufrimiento en una escala del 0 al 10 y regístralo en la siguiente tabla.

Estímulo visual	**Incomodidad 0-10**	**Resistencia 0-10**	**Sufrimiento 0-10**	**Observaciones**
Gomita Bean-Boozled.	0	0	0	Me noté abierta, curiosa, interesada, y aliviada cuando registré el sabor a palomitas con mantequilla y supe que no era huevo podrido.

Advierte cómo difiere tu experiencia cuando te resistes en comparación con cuando aceptas. ¿Tus calificaciones de incomodidad y sufrimiento cambiaron?, ¿tu voluntad para permanecer presente en la experiencia cambió?, ¿qué hay de tu conducta?

Desarrollar el músculo de la aceptación táctil

Me gusta que el efectivo en mi cartera mire hacia la misma dirección en orden de denominación; me gusta que las costuras de mi taza de café para llevar estén alineadas con las costuras de la tapa protectora de calor; siempre enchino el lado izquierdo de mi cabello antes que el derecho, y siempre, siempre me pongo el reloj en la muñeca izquierda. Si el efectivo está desordenado, las costuras de la taza están desalineadas, me arreglo el cabello en un orden diferente o me pongo el reloj en la otra mano, me siento incómoda, como si estuviera mal. Sentir que algo está mal es la forma ideal de ejercitar la aceptación.

Para este ejercicio, puedes elegir practicar con cualquier actividad que hagas de forma rutinaria: cepillarte los dientes, afeitarte, bañarte, vestirte, amarrarte las agujetas, lavar los trastes o la ropa, etc. También puedes elegir cualquier objeto que haga contacto con la piel, como joyería, lentes o audífonos. Con cada uno, inicia haciendo lo que normalmente haces. Ponte los pantalones por una pierna a la vez como lo haces siempre. Si usas un anillo en el dedo medio izquierdo, póntelo igual. Advierte cómo se siente y aquello que usualmente no notas.

Ahora mézclalo todo de forma divertida. Ponte el anillo en el dedo incorrecto, lávate los dientes con la mano no dominante, báñate en un orden distinto (por ejemplo, el jabón antes del champú), ponte los lentes al revés o los audífonos en el oído equivocado. Juega y diviértete. Presta atención a cómo te sientes y a lo que haces cuando percibes que algo no está del todo bien. Comienza permitiéndote resistirte y regresa al sentimiento bueno tan pronto te invada el deseo. Califica tu incomodidad, resistencia y sufrimiento en una escala del 0 al 10 y regístralo en la siguiente tabla.

Estímulo visual	**Incomodidad 0-10**	**Resistencia 0-10**	**Sufrimiento 0-10**	**Observaciones**
Cruzar los brazos del lado «incorrecto».	4	10	4	Se sintió extraño y angustiante. Sentí un ansia inmediata de cambiarlos, así que me detuve y los puse de la manera «correcta» de inmediato.

Ahora practica permitirte hacerlo de forma divertida. Solo observa la experiencia. Usa la respiración para abrirte y expandirte ante las sensaciones. Mantente presente. Respira y permite que tus experiencias internas sean. Podrías incluso observar tus ansias con curiosidad. En otras palabras, suelta la resistencia y practica la aceptación. Califica tu incomodidad, resistencia y sufrimiento en una escala del 0 al 10 y regístralo en la siguiente tabla.

Estímulo visual	**Incomodidad 0-10**	**Resistencia 0-10**	**Sufrimiento 0-10**	**Observaciones**
Cruzar los brazos del lado «incorrecto».	2	0	0	Me permití mantener los brazos en esa posición, y simplemente observé y dejé ser la experiencia. Se siguió sintiendo extraña, pero se disipó con el tiempo y la angustia desapareció.

Advierte cómo difiere tu experiencia cuando te resistes en comparación con cuando aceptas. ¿Tus calificaciones de incomodidad y sufrimiento cambiaron?, ¿tu voluntad para permanecer presente en la experiencia cambió?, ¿qué hay de tu conducta?

Quizás estas prácticas parezcan tontas y poco relacionadas con el complejo del impostor, pero si te dijera: «Solo acepta tu inseguridad y ansiedad, y vive a lo grande», tendrías tanto éxito como si te dijera: «Solo corre un maratón», siendo que nunca has entrenado en tu vida. Practicar la aceptación de la incomodidad de estas formas divertidas y benévolas es tu manera de entrenar. Puedes progresar desde lavarte los dientes de manera extraña hasta aceptar la ansiedad, la inseguridad, el terror, la ira, la envidia, la culpa, la vergüenza y todos los demás sentimientos incómodos que intentamos evitar tan arduamente. Créeme, si logras sentirte cómodo con la incomodidad, desbloquearás una enorme cantidad de libertad en tu vida. Comparte tus divertidas prácticas en redes sociales, etiquétame y usa la etiqueta #impostor/impostora.

Desarrollar los músculos de la aceptación emocional

Todavía no terminamos. Las prácticas con los cinco sentidos fueron solo el principio. Es hora de practicar con los pesos duros: tus emociones. Como analizamos en los dos últimos capítulos, cuando observas los aspectos en los que no estás viviendo de acuerdo con tus valores, es probable que se deba en gran medida a que estás evitando las emociones incómodas. Practiquemos hacer las cosas de forma diferente.

Así como hiciste con los ejercicios de los cinco sentidos, comienza con un sentimiento que disfrutes. Quizás se te ocurra ver una serie de comedia o un espectáculo de *stand-up* que te haga reír, o subirte a la montaña rusa si te gusta ese tipo de diversión (¡a mí sí!). Lo que sea que elijas hacer, observa cómo te hace sentir y cómo respondes a las emociones que disfrutas experimentar.

Ahora, elige un estímulo que evoque sentimientos que sean desafiantes para ti; por ejemplo, ver videoclips de películas tristes en YouTube, como escenas de *Mi primer beso* o *La fuerza del cariño*. Mi escena favorita es el montaje desgarrador de *Marley y yo* sobre los últimos momentos de Marley. También podrías ver videoclips de películas de terror, especialmente las que te hacen saltar del susto, o subirte a la montaña rusa si detestas ese tipo de diversión. Si padeces de envidia, podrías revisar algunos perfiles de profesionales que parezcan ser más exitosos que tú en LinkedIn. En el caso de la ira, busca a políticos que te caigan mal y escucha uno de sus discursos. Hay numerosas opciones, pero, si no se te ocurre alguna, comunícate conmigo y trataré de ayudarte a encontrar la opción perfecta.

La primera vez que interactúes con el estímulo que te evoca emociones, permítete resistirte y advierte cómo te sientes. Califica tu incomodidad, resistencia y sufrimiento en una escala del 0 al 10 y regístralo en la siguiente tabla.

Estímulo visual	**Incomodidad 0-10**	**Resistencia 0-10**	**Sufrimiento 0-10**	**Observaciones**
Marley y yo.	9	10	9	Comencé a llorar inmediatamente, pero traté de ocultarlo; pecho, garganta y abdomen apretados; quité el video después de treinta segundos.

Continúa mientras practicas la aceptación. A estas alturas, tras tus prácticas con los cinco sentidos, deberías de tener bastante habilidad en ella. Toma en cuenta que volverse bueno en la aceptación no significa necesariamente que te sientes mejor o más cómodo, sino que estás desarrollando tu voluntad para sentirte *incómodo*. Califica tu experiencia en la siguiente tabla.

Estímulo visual	**Incomodidad 0-10**	**Resistencia 0-10**	**Sufrimiento 0-10**	**Observaciones**
Marley y yo.	5	0	0	Respiré profundamente y me noté abierta, interesada, tolerante, concentrada en el amor y la conexión.

Advierte cómo difiere tu experiencia cuando te resistes en comparación con cuando aceptas. ¿Tus calificaciones de incomodidad y sufrimiento cambiaron?, ¿tu voluntad para permanecer presente en la experiencia cambió?, ¿qué hay de tu conducta?

Ahora aplica estas prácticas a tu vida. Observa cuándo te estás resistiendo a algo incómodo y deja de aferrarte al volante, sostén la experiencia como una pluma en tu palma abierta y nota y acepta tus sentimientos usando la respiración, sin hacer nada para controlarlos o suprimirlos. Después, elige entre perseverar o permitirte cambiar de rumbo hacia una conducta basada en valores.

Esto crea un contexto nuevo donde las experiencias internas ya no actúan como obstáculos para tomar decisiones basadas en valores. Pensamos, sentimos y actuamos lo que es importante más allá de qué tan convincentes sean los pensamientos o qué tan incómodos sean los sentimientos. En otras palabras, nos volvemos flexibles (para recordarlo, usamos el acrónimo en inglés FLEX):

F: sentimos (*Feel*)
L: permitimos que los pensamientos pasen (*Let pass*)
EX: ejecutamos conductas basadas en valores (*EXecute*)

Aprender a aceptar la incomodidad es un proceso continuo que dura toda la vida. Jamás vas a despertarte una mañana diciendo: «¡Ajá, lo logré! Ya dominé la aceptación. Puedo tacharla de la lista y pasar a lo que sigue». La aceptación es algo a lo que deberás regresar cada día y se volverá más fácil a medida que practiques, pero es un proceso, no un destino.

> Cambiar tu relación con tus pensamientos y sentimientos de manera que observes los primeros sin engancharte y permitas que los segundos surjan sin resistencia es la clave de la flexibilidad psicológica.

¿QUÉ ESTÁS DISPUESTO A SENTIR?

La alegría y el dolor a menudo son dos caras de la misma moneda. Amar es arriesgarse a perder, tener éxito es arriesgarse a fracasar y crear es arriesgarse a recibir críticas. Para vivir a lo grande, debes estar dispuesto a experimentar tanto los sentimientos que disfrutas como los que son más difíciles de albergar. ¿Qué estás dispuesto a sentir para tener la vida que deseas? Usando el siguiente ejemplo como modelo, anota uno o dos de tus propios sentimientos en la tabla proporcionada a continuación.

Lo que quiero hacer	**Lo que podría sentir si lo hago**	**Lo que voy a sentir si lo hago**
Crear un nuevo taller de dos días en vivo.	¡Terror! ¿Y si a la gente no le gusta y piensan que desperdiciaron su dinero?, ¿y si no le sirve a nadie?, ¿y si fracaso? Pero quizás también me sienta orgullosa por haberlo intentado.	Me siento decepcionada por no haberlo intentado antes cuando es algo realmente importante para mí. Me siento enojada por permitir que mi inseguridad decidiera. Me siento cobarde por permitir que mis emociones se interpusieran en el camino.

Considera escribir tu «Lo que quiero hacer» en una ficha o pedazo de papel pequeño con tu «Lo que podría sentir si lo hago» en la parte posterior. Puedes romperla o tirarla en cualquier momento que desees desechar los sentimientos incómodos, pero hacerlo implica tirar también tus sueños.

Aunque vivas de acuerdo con tus valores, no te sentirás mejor precisamente. Seguir tus anhelos implica estar dispuesto a tomar riesgos y ser vulnerable, lo cual será probablemente incómodo... al principio. No obstante, la incomodidad también viene acompañada de orgullo, vitalidad, propósito, sentido y sensación de estar más presente. Vale la pena y puedes hacerlo. Como aprenderás en la parte III, es importante hacerlo en comunidad, con compasión y con una transformación de la cultura.

Resumen: Qué debes hacer

- Si intentar controlar lo que sientes es el problema, la aceptación es la solución.
- La aceptación no significa que te guste, quieras, te des por vencido o cedas, sino admitir lo que ya está ahí.
- Puedes practicar la aceptación usando tus cinco sentidos, cambiando tu rutina y evocando emociones.
- La aceptación es un proceso continuo, no un destino.
- Ser flexible (FLEX): experimentar sentimientos (*Feel*), permitir que los pensamientos pasen (*Let pass*) y ejecutar conductas basadas en valores (*EXecute*).
- El dolor y la alegría son dos caras de la misma moneda. Debes estar dispuesto a experimentar una para sentir la otra.

Trabajo: Qué hacer

- Practica la aceptación usando tus sentidos y rutinas, así como estimulando emociones desafiantes. Permite que tu respiración sea el vehículo.
- Considera lo que quieres y lo que debes estar dispuesto a sentir para conseguirlo. Practica la aceptación de esas emociones.

PARTE III

VIVIR A LO GRANDE (NO A MEDIAS)

12
UNIDOS ES POSIBLE. CONECTAR CON LA COMUNIDAD Y CAMBIAR EL MUNDO

> Solos podemos hacer muy poco, pero juntos podemos lograr mucho.
>
> HELEN KELLER

Cuando escribí *The Big Book of ACT Metaphors*, mi editor me alentó a asistir a la conferencia anual de la Association for Contextual Behavioral Science (ACBS). Querían que mi coautora y yo realizáramos una firma de libros con los asistentes, que eran el público objetivo del libro. Acababa de dar a luz a mi hijo tres meses atrás, así que me sentía conflictuada por dejarlo y me sentí culpable por pedirle a mi esposo que cuidara solo a un recién nacido y a un niño de 2 años. Tampoco me emocionaba la idea de llevar un extractor de leche materna desde San Diego hasta Mineápolis, pero quería que mi libro tuviera éxito, así que decidí llegar a un acuerdo y asistir a dos de los seis días de conferencia.

Durante el registro, los letreros indicaban dónde hacer fila según la primera letra de tu apellido. Un letrero decía «F-K (no es lo que estás pensando)». Ver, entre todo eso, a las vacas sagradas de la ACT vestidas con ropa casual, portando cintas distintivas con chistes, y a los *Follies* (un espectáculo de sábado por la noche con sátira, canciones y comedia *stand-up* sobre el tema de ciencia conductual contextual) me fascinó y supe que había encontrado mi hogar profesional.

Después de un par de años, quise convertirme en un miembro más activo de la asociación a fin de contribuir más a la organización que me había dado tanto. Ya había servido en el comité de premiación y me había unido al grupo de mujeres de intereses especiales, pero quería hacer algo más grande y con mayor alcance, así que decidí postularme para ocupar un puesto en el consejo. A pesar de sentirme insegura e impostora, me nominé, llené las biografías requeridas y las declaraciones sobre mi agenda, y esperé a saber los siguientes pasos a seguir. Supe que se encomendó al comité a que investigara a todos los nominados y eligiera a dos candidatos del conjunto. No me seleccionaron para la votación.

El siguiente año, cuando se abrió de nuevo la convocatoria para las nominaciones, mi crítica interna y voz de impostora me recordó mi fracaso del año anterior. Sheila me advirtió que no me humillara intentando postularme de nuevo y me dijo que no era suficientemente reconocida o productiva para ser tomada en cuenta, y le creí.

Después, varias colegas del grupo de mujeres de intereses especiales me alentaron a hacerlo diciéndome que era suficiente y que el consejo tendría suerte de tenerme. Yo misma no lo creía y temía que lo estuvieran diciendo solo por ser amables, pero di un salto de fe pensando que tal vez lo decían en serio. Quizás creían en mí e incluso veían algo que yo no.

El apoyo y la motivación de mi comunidad me proporcionaron la valentía para intentarlo de nuevo. Esta vez, fui seleccionada para la votación y gané la elección. Durante mi permanencia en el cargo como miembro independiente, me nominaron para postularme como secretaria/tesorera y también me eligieron para el puesto.

Cuando se me dificultó actuar con flexibilidad psicológica frente a un posible fracaso y humillación, pude confiar en mi comunidad. Gracias a su respaldo, fui capaz de encarnar mejor los valores de valentía y perseverancia, y supe que, si fracasaba de nuevo, estaría bien porque me apoyarían.

Los humanos ansiamos conexión, y el beneficio de la comunidad (una sensación de camaradería con otros que resulta de compartir actitudes, intereses y metas en común) es claro. En educación, los profesores muestran una mayor eficacia, confianza, satisfacción y asistencia si trabajan en una escuela que favorece a la comunidad.[1] Cuando una comunidad de personas danzan juntas en sincronía, experimentan un fuerte sentido de conexión y muestran mayor confianza, cooperación y tolerancia al dolor.[2] Es menos probable que los niños y adolescentes que pertenecen a comunidades sanas desarrollen problemas de consumo de sustancias en la adultez.[3] Asimismo, las personas con un fuerte sentido de pertenencia a un grupo tienden a ser más generosos y a interesarse más por los resultados de los otros.[4] Por el contrario, la soledad (un estado emocional de sensación de desconexión de los demás) es tan letal como fumar cigarros. Un metaanálisis de 16 estudios longitudinales demostró que las personas con conexiones sociales deficientes corren el riesgo de padecer enfermedades cardiovasculares y pronosticó, de manera convincente y precisa, morbilidad y mortalidad.[5]

Cuando se trata de cultivar una vida profesional a lo grande, considera que desarrollar una comunidad podría ayudarte a avanzar cuando la inseguridad y el complejo del impostor asomen sus horribles cabezas. Planteé las siguientes preguntas en Twitter (ahora X), que es un tipo de comunidad en sí misma: «¿De qué manera te ha ayudado la COMUNIDAD a seguir adelante en momentos en los que has presentado inseguridad o complejo del impostor?, ¿de qué manera has creado comunidad?». Estas son algunas de las respuestas que recibí:

- «Contacté a unos escritores brillantes para comenzar un grupo de expertos mensual».
  —@DrEmilyEdlynn (afortunadamente para mí, yo soy una de esas autoras, ¡y nuestro grupo de expertos inicia esta semana!).
- «¡Una comunidad de grandiosos amigos escritores me ayudó! Pero también traté de recordar que la retroalimentación que recibo de la comunidad por mi trabajo es probablemente más precisa que mi autopercepción torcida (debido al complejo del impostor).
  —@TherapistTamara
- «¡Oh, guau! De esto se trata VMUG. La comunidad que hemos creado ha sido increíble para mí y otros. Contáctenme si quieren saber detalles».
  — @steveathanas
- «Estoy muy seguro de que si [otros en mi comunidad] no me hubieran señalado y dicho "ahora eres un líder VMUG", no estaría donde me encuentro ahora, o no tan "cómodo"».
  —@RichardKenyan

Contacté a Steve Athanas para preguntarle sobre la comunidad VMUG (VMware User Group), como lo sugirió. VMUG es un grupo de usuarios en línea para profesionales de la tecnología que usan un software llamado VMware. Steve me explicó que «la comunidad de VMUG es mucho más que el producto de una empresa». Hizo énfasis en que sus miembros están ahí para respaldarse y apoyarse durante las vicisitudes de sus carreras tecnológicas. Como resultado de la comunidad en línea interactiva, Steve ha sido testigo de cómo muchos miembros han recibido ascensos para los que no creían estar calificados, de cómo han aprobado exámenes de certificación que «sabían» que reprobarían y de cómo se han presentado frente a públicos sobre los que estaban convencidos de que nunca tendrían la oportunidad de hacerlo. Los miembros de la comunidad de VMUG se ayudan a convencerse de que son más talentosos de lo que creen y comparten sus talentos con la comunidad para ayudarse entre sí a resolver problemas importantes de manera creativa en sus puestos tecnológicos.

Cuando hablé con la autora *bestsellers* Eve Rodsky sobre el papel de la comunidad en hacer cambios basados en valores, identificó dos beneficios importantes para la comunidad. En primer lugar, la comunidad nos ayuda a superar la etapa del «sueño etéreo». Eve me contó la historia de Sandy Zimmerman, una mujer de la que habla en su libro *Find Your Unicorn Space: Reclaim Your Creative Life in a Too- Busy World* (Encuentra tu espacio unicornio: recupera tu vida creativa en un mundo demasiado ocupado).[6] Sandy era la primera madre (y la mayor) en completar la carrera de obstáculos American Ninja Warrior (ANW) y, para ella, compartir su sueño de ANW con las personas que la apoyaron (lo que Eve llama *conexión* en *Find Your Unicorn Space*) la ayudó a superar la inseguridad. También le sirvió para responsabilizarse, lo que disminuyó la probabilidad de que se echara para atrás cuando los pensamientos de impostor amenazaban con desviarla de su objetivo.

Eve dijo que el segundo beneficio de la comunidad es que tener compañeros a quienes rendirles cuentas te ayuda a combatir la marginación. Si puedes compartir experiencias con otros que lucen como tú y han vivido experiencias similares, sabrás que no estás solo, te sentirás validado y menos como un impostor. Esto fue verdad para Eve cuando rechazaron su propuesta original del libro *Fair Play* (Juego justo), un sistema que creó para fomentar la igualdad de género con base en las experiencias compartidas por cientos de mamás trabajadoras que se encontraban al borde del colapso, igual que Eve. Cuando rechazaron su propuesta y experimentó la inseguridad, recordó a las mujeres por las que estaba luchando (no quería decepcionarlas), así que siguió adelante. Asimismo, se dio cuenta que le era más fácil alzarse en defensa de algo en lo que sabía que no estaba sola. Ahora es una autora cuyos libros han sido *bestsellers* en dos ocasiones; se ha presentado en medios de alto perfil docenas de veces y hasta produjo un documental sobre Fair Play con Reese Witherspoon y Hello Sunshine. Eve atribuye su éxito al papel de la comunidad.

CÓMO CREAR COMUNIDAD

Es posible que el concepto de *desarrollar una comunidad* se sienta abrumador, pero existen muchas formas de hacerlo. Una es simplemente crearla con base en las conexiones que ya tienes. Tracy, quien ha sido mi amiga desde que éramos compañeras de dormitorio en la universidad, es una exenfermera y esposa de un militar que recientemente regresó a trabajar tiempo completo. Me pidió que nos reuniéramos para comer con el objetivo de consultarme sobre cómo administrar su tiempo y me encantó que considerara preguntarme sobre esta área específica porque piensa que es algo que he sabido manejar bien. Además, contactó a otras amistades para pedirles consejo sobre sus fortalezas. Cuando mi amigo y colega Brian escribió su primer libro, me contactó regularmente para pedirme consejo sobre la escritura y publicación de libros. Yo, a cambio, le pedí que me ayudara con un ejemplo para este libro (seguro recuerdas sus pensamientos autocríticos del capítulo 8). Dar y recibir apoyo el uno del otro, especialmente cuando nos dedicamos a actividades solitarias como escribir, nos otorga a ambos un sentido de comunidad. En tu primer intento para crear una comunidad profesional, puedes tomar una página de los libros de Tracy y Brian y contactar a tus amistades o colegas para pedirles consejo según sus áreas de experiencia; si son locales, podrías ofrecer pagarles una comida o un café para que puedan platicar sobre tus metas, preguntas o dificultades sin que parezca que te estás aprovechando de su valioso tiempo de a gratis.

Además de comunicarte con tus conexiones actuales, puedes crear nuevas de un sinnúmero de formas:

- **Únete a una asociación profesional.** Busca una en la que los miembros compartan tus pasiones, valores o metas. Si la asociación es grande, considera formar parte de un comité, grupo de interés especial o división local para que tengas más oportunidades de interactuar con sus miembros.

- **Únete o crea una consultoría o grupo de expertos.** Por lo general, se trata de grupos pequeños de gente con profesiones o metas similares. Estos grupos analizan el estado actual de sus vidas laborales, sus metas a futuro e ideas sobre cómo lograrlas o superar los obstáculos. También ofrecen apoyo emocional y motivación.

- **Colabora.** En lugar de escribir un artículo, libro o capítulo solo, busca a un coautor; en lugar de comenzar un pódcast por ti mismo, ve si puedes encontrar un socio que comparta tu pasión por el tema. Incluso puedes ofrecer unirte a alguien que ya esté escribiendo una columna o presentando un pódcast que te encanta. Es posible que tengan más trabajo del que pueden manejar y deseen una comunidad también. ¿Deseas solicitar una beca de investigación? Colabora con otro laboratorio para unir fuerzas. ¿Vas a dar una plática? Encuentra un copresentador. En algunos casos, colaborar puede significar dividir los ingresos, pero también compartir recursos, lo cual puede ahorrarte dinero.

- **Encontrar un mentor o convertirse en uno.** ¡Incluso una comunidad de solo dos personas puede ofrecer beneficios! Tener un mentor te ayuda a orientarte en direcciones valiosas y aumenta tu confianza. Cuando platiqué con Marie Schiller, exvicepresidenta de Eli Lilly and Company y actual directora y cofundadora de Chronicles Health, atribuyó a sus mentores el crédito de la confianza que obtuvo para subir de rango cuando se sentía como una farsante. Ellos creyeron en ella y la apoyaron incluso cuando cometió errores garrafales. Ahora, como mentora, trata de enviar el mismo mensaje: «Perteneces, importas y lo que haces tiene valor». Ser mentor ayuda a elevar a otros, pero también te recuerda todo lo que sabes y tienes para ofrecer, lo cual incrementa la confianza y también el grado de felicidad de los demás.[7]

- **Encuentra una comunidad de pódcast.** Existen pódcast para todos los intereses y la mayoría tiene cuentas en redes sociales donde puedes interactuar con los presentadores u otros escuchas. Algunos ofrecen clases y clubes de lectura, y otros te invitan a plantear preguntas que usan al aire. Yo dono 25 dólares al mes a través de Patreon a uno de mis pódcast favoritos: *Writing Class Radio*. A cambio, tengo la oportunidad de asistir a un grupo de crítica semanal de alto valor con las presentadoras y otros escuchas, lo que no solo me proporciona un sentido de comunidad, sino que ha mejorado enormemente mis habilidades de escritura. Mi pódcast, *Psychologists Off the Clock*, realiza un club de lectura mensual gratuito en el que puedes analizar libros de psicología con nuestro equipo y los escuchas. También puedes considerar iniciar tu propio pódcast con colegas que compartan tu pasión, aunque tenga pocos seguidores, es una gran manera de conectar con invitados, escuchas y copresentadores con la misma mentalidad.

- **Toma un curso.** Ya sea virtual o presencial, los talleres y clases son un excelente medio para conocer personas con intereses y metas similares, pues quieren aprender lo mismo que tú. A veces implican aprender o practicar con grupos de trabajo más pequeños. Considera pedirles a tus compañeros seguirse viendo después del final del curso para platicar sobre cómo están implementando lo que aprendieron, los obstáculos que han encontrado e ideas para avanzar. Escribí mi último libro después de que un grupo de trabajo de un taller de ACT se convirtió en un grupo de escritura regular.

- **Encuentra un *meetup*.** La plataforma en línea Meetup conecta a personas con gustos similares. Existen grupos para cualquier interés. ¿Quieres reunirte con otras personas de tu ciudad que tengan un *poodle,* que les guste andar en patines o beber tés de hoja suelta? Te garantizo que hay un *meetup* para ti. Puedes encontrar o crear en línea el grupo que buscas, y luego decidir si reunirte con los miembros en persona y cuándo.

- **Encuentra a tu gente en las redes sociales.** En ocasiones, las redes sociales son una maldición que absorbe tu tiempo y una estrategia de evitación, pero también llegan a ser un lugar donde puedes conectar con otros profesionales. En Twitter (ahora X), interactúo con otros escritores usando los *hashtags* #WritingCommunity (comunidad de escritura) y #AmWriting (estoy escribiendo), y con otros terapeutas que usan los *hashtags* #TherapistWitter (terapeuta de broma) y #PsychtWitter (psicobromista). De hecho, la clave es interactuar, no simplemente desplazarte por la red. Gracias a mi actividad en Instagram y Twitter, he encontrado invitados para mi programa, he mantenido el contacto con ellos y he sido invitada a hablar en otros pódcast y en un grupo de expertos.

- **Crea una comunidad en tu oficina.** No necesitas salir de tu entorno laboral para crear una comunidad; también puedes hacerlo directamente en tu oficina. Podrías organizar una quiniela para el Super Bowl o un concurso para llenar los cuadros de eliminación del torneo universitario. ¿No se permiten las apuestas? Otra opción es probar con un club de lectura mensual, una *happy hour* o salidas a comer donde se tomen turnos para elegir el restaurante.

Es importante ser claros y realistas sobre lo que esperas obtener de las estrategias que elijas para crear comunidad. Es posible que sea más difícil conectar de verdad con las personas que conozcas solo a través de las redes sociales que con las personas con las que te reúnes en persona o por Zoom. Asimismo, solo obtendrás tanto como des. En su libro *How to Have a Kid and a Life* (Cómo tener un hijo y una vida), Ericka Sóuter habla sobre la importancia de dedicar tiempo a crear comunidad como padres.[8] Cita las investigaciones de Jeffrey Hall, un profesor de la Kansas University, quien estudió la cantidad de tiempo que necesitamos pasar con otras personas para forjar un vínculo real. Para que un conocido se convierta en un amigo casual, se requiere pasar juntos aproximadamente cincuenta horas de tiempo de calidad, y para que ese amigo casual se vuelva un buen amigo, planea unas noventa horas. ¿Y para convertirse en un amigo muy cercano? Aparta doscientas horas de tiempo de calidad. Vale la pena destacar que Ericka me dijo que ¡los mensajes cuentan! Así que no te preocupes si no pueden verse cara a cara. Siempre y cuando el tiempo sea de calidad, lo que es relevante es la interacción, no el método. Últimamente, cuando escucho una canción que me recuerda a alguien que me importa, le envío un mensaje para hacérselo saber, pues me imagino que a ambos nos proporciona ese calorcito agradable de estar creando lazos comunitarios. Por supuesto, es posible que no desees forjar vínculos demasiado profundos en tus círculos profesionales, pero crear comunidad en cualquier entorno donde puedas obtener un sentido de compañerismo y apoyo requerirá una inversión. Si no estás seguro de lo que necesitas, pon a prueba algunas de las sugerencias anteriores y deja que tu experiencia (¡y comunidad nueva!) sea tu guía. Por lo general, es preferible aprender con la práctica que esperar hasta tenerlo todo resuelto.

Volverse íntimamente cercanos

Cuando platiqué más con Marie Schiller sobre comunidad, mentoría, complejo del impostor y éxito, destacó la importancia de la intimidad, incluso en las relaciones profesionales. Señaló que una de las mejores formas de identificar mentores o aprendices es estar dispuestos a pasar tiempo juntos más allá de simplemente resolver problemas laborales. Para crear comunidad, sugirió reunirse fuera de la oficina y compartir un poco sobre aspectos de la vida no relacionados con el trabajo. Marie identificó que los ingredientes esenciales para desarrollar seguridad psicológica e intimidad son confianza, respeto y atención. Su consejo para sacarle el mayor provecho a la comunidad es ir más allá de «solo ser compañeros de trabajo».

Entablar relaciones fuera de la oficina no significa que tus compañeros deben convertirse en tus mejores amigos. No dejes que la palabra «intimidad» te asuste, ya que de lo que estamos hablando es de desarrollar compañerismo, lo que podría implicar lanzar hachas mientras despotrican sobre un cliente insoportable o mensajear el fin de semana acerca del increíble facial que te hiciste, pero no tiene que incluir los íntimos detalles de tu doloroso divorcio o traumas de la infancia. Claro que puedes hacerlo si lo sientes correcto y seguro, pero, en serio, estoy incentivando un despliegue sutil más allá de tu lista de pendientes laborales al mismo tiempo que mantienes los límites a un grado que consideres apropiado para ti. No existe una fórmula real para esto; tienes que juzgar por ti mismo cómo luce la intimidad en tu lugar de trabajo.

SI NO PUEDES VERLO, ¿AÚN PUEDES SERLO?

En 2004, mientras veía programas de televisión infantiles con su hija, la actriz Geena Davis notó que había muchos más personajes masculinos que femeninos. Su deseo por promover una mayor igualdad en Hollywood la llevó a fundar el Geena Davis Institute on Gender in Media (Instituto Geena Davis para la equidad de géneros en los medios), la única organización global sin fines de lucro basada en la investigación que trabaja en colaboración con la industria del entretenimiento para crear un equilibrio entre los géneros, fomentar la inclusión y reducir los estereotipos negativos en los medios de entretenimiento para la familia.[9]

Davis también creó una comunidad relacionada con su movimiento. Tiene un grupo en las redes sociales, planes de membresía, eventos y kits de herramientas, o sea, una plétora de recursos orientados a la comunidad. Es reconocida por acuñar la célebre frase «Si ella puede verlo, puede serlo» y por usar el *hashtag* #SeeItBeIt (velo, selo) que tiene el objetivo de destacar lo importante que es para las niñas ver a mujeres en la pantalla representando una variedad de papeles profesionales, no solo los que promueven los estereotipos de género. En otras palabras, cuando las niñas no se ven a sí mismas en posiciones de liderazgo, en STEM (ciencia, tecnología, ingeniería y matemáticas), en los cuerpos policiales u otras áreas tradicionalmente dominadas por los hombres, es menos probable que crean que hay lugares disponibles para ellas en esos espacios. Se puede asumir lo mismo con las comunidades BIPOC, LGBTQIA+, los inmigrantes y las personas con capacidades diferentes y marginadas.

Si bien las investigaciones sobre el complejo del impostor entre individuos marginados dejan muchas preguntas sin responder, parece lógico que cuando no vemos a gente que comparte nuestra apariencia e identidad en un determinado papel, es más probable que experimentemos el complejo del impostor si nos aventuramos a darle vida. Callie Womble Edwards, una profesora afrodescendiente que trabaja en un medio académico dominado por hombres blancos, escribió en su autoetnografía, la cual investiga el síndrome del impostor y la amenaza del estereotipo entre mujeres profesionales negras, que «el contexto juega un papel vital en el síndrome del impostor, ya que las mujeres buscan la opinión de otros para determinar qué características te hacen un académico o profesional auténtico. Al compararse con aquellos que consideran que son académicos o profesionales auténticos, las mujeres observan diferencias y comienzan a sentirse como embusteras».[10]

La amenaza del estereotipo

La amenaza del estereotipo describe una situación donde a una persona le preocupa ser juzgada negativamente o maltratada con base en su grado de pertenencia o grupo estereotipado. El solo hecho de ser consciente de los estereotipos negativos puede afectar el rendimiento y minimizar las aspiraciones.[11] Con el complejo del impostor, sentimos que no pertenecemos y con la amenaza del estereotipo, sentimos que debemos probar que sí lo hacemos, así que tiene sentido que estos conceptos distintos pero relacionados interactúen en las personas marginadas.

El verdadero remedio para el complejo del impostor y la amenaza del estereotipo sería terminar con la opresión social hacia todos los grupos a los que se les ha privado de sus derechos en el ámbito organizacional y sistémico, y espero que esto se vuelva realidad en el futuro. Sin embargo, en lugar de esperar que el cambio descienda lentamente desde la cima, tal vez podamos hacer cambios en lo individual (es decir, en las raíces) que, en cantidades grandes y suficientes, fluyan lentamente desde el fondo hacia arriba. Quizás eso vaya en contra de la ley de la gravedad, pero un puñado de personas muy inteligentes descubrió cómo hacer que un pedazo de metal de 90 000 toneladas volara por lo cielos de manera confiable, así que tal vez debamos intentar imitarlas. En otras palabras, es posible hacerlo, y creo que el conocimiento, la práctica, la flexibilidad psicológica y la comunidad pueden ser nuestro punto de partida. Se piensa que Margaret Mead dijo: «Nunca dudes de que un pequeño grupo de ciudadanos pensantes y comprometidos puede cambiar el mundo. Sin duda, es lo único que ha logrado hacerlo hasta ahora».

Supe del término *amenaza del estereotipo* por primera vez con Jamil, a quien conociste en el capítulo 2 como el impostor perfeccionista. Para él, el simple hecho de saber sobre la amenaza del estereotipo lo ayudó a liberarse de algunas de sus tendencias perfeccionistas y miedos de impostor. De hecho, los experimentos respaldan esta noción; por ejemplo, un estudio demostró que tras haber educado a los participantes sobre la amenaza del estereotipo y asegurarles que los estereotipos son ilegítimos, el rendimiento afectado en una prueba de matemáticas se restableció.[12]

Esto es lo que Jamil me dijo:

> Recuerdo haber aprendido sobre esto [la amenaza del estereotipo] con el doctor Claude Steele en Psych 101 en Standford y recuerdo haber pensado

> «Diablos, así es exactamente como me siento cada vez que me eligen en clase, que tengo que dar una presentación o que me dan un ascenso». Creo que captaste el sentimiento en este enunciado sobre mí [escrito en el capítulo 2, el cual le pedí que revisara antes de publicarlo]: «[...] le preocupaba que, si cometía errores, no solo él quedaría mal, sino toda la comunidad negra». Saber que existía el concepto de amenaza del estereotipo me hizo sentirme mejor con la idea de que es posible que, a veces, mi desempeño no será perfecto, y eso está bien debido al enorme peso que llevo sobre mis hombros con respecto a mi raza. Así que, una vez que supe de la existencia de este fenómeno, ser el centro de atención se volvió menos estresante. Menos estrés significaba que podía desempeñarme mejor y, después, cada éxito se construía sobre el anterior hasta que aumenté mi confianza y mis habilidades al punto de sentir que pertenecía o lo merecía. No estoy seguro de dónde estaría si no hubiera conocido ese concepto en Psych 101, pero en definitiva me hizo sentir mejor sobre no tener que lograr todo lo que alguna vez intenté.

La editora de este libro es una de las pocas vicepresidentas afrodescendientes en la industria editorial, lo que ella describió como «asombroso y también un verdadero reto en ciertos momentos». Cuando eres uno de los primeros o los pocos, el sesgo, la discriminación y el complejo del impostor pueden ser un reto serio, pero también te conviertes en la persona que los demás verán como ejemplo y, al hacerlo, es más probable que crean que pueden ser como tú. Asombroso, sin duda.

Tanto crear comunidad como saber que estamos trabajando por un bien común pueden fomentar la valentía y la voluntad para cumplir nuestros sueños a pesar de la inseguridad y el complejo del impostor. No tenemos que esperar a verlo para serlo; podemos *elegir* ser los primeros o estar entre los pocos que tengan como propósito ser aquellos que los demás vean como ejemplo. Es una forma de comunidad que se asemeja a «sacrificarse por el equipo». Por supuesto, esto no es una tarea sencilla y se requiere una buena dosis de valor y voluntad para atreverse a mostrarse, pero al aceptar estos papeles, más personas como nosotros serán invitadas a desempeñarlos, lo cual generará impulso y cambio.

Piensa en las jugadoras del equipo nacional de futbol femenil de Estados Unidos Hope Solo, Carli Lloyd, Rebecca Sauerbrunn, Alex Morgan y Megan Rapinoe, quienes presentaron una denuncia ante la Equal Employment Opportunity Commission (Comisión de Igualdad de Oportunidades en el Empleo) contra la US Soccer Federation (USSF) (Federación de Futbol de Estados Unidos) por discriminación de género con base en desigualdad salarial. El equipo femenil de Estados Unidos había ganado cuatro títulos en el campeonato de la Copa Mundial y cuatro medallas de oro en los Juegos Olímpicos, mientras que el equipo varonil no había ganado ninguno. A pesar de esto, a los hombres se les pagaba cuatro veces más que a las mujeres. En un giro histórico inesperado, la USSF y las dos asociaciones de jugadores llegaron a un acuerdo para pagar el mismo salario a los equipos femenil y varonil. Pisándole los talones a esta ocasión trascendental, la National Women's Soccer League (NWSL) (Liga Nacional de Futbol Femenil) anunció la formación del equipo Angel City, el primer equipo femenil de la NWSL fundado y liderado por mujeres.

Como pensaba Gandhi, si pudiéramos cambiarnos a nosotros mismos, las tendencias en el mundo también cambiarían. Gandhi nunca prometió que sería fácil, que nos sentiríamos con mayor confianza o libres de inseguridad, complejo del impostor o amenaza de estereotipo. Mientras más importe, más difícil se sentirá.

LA INFLUENCIA ES TU SUPERPODER

Si estás de acuerdo con la idea de cambiarte a ti mismo para que el mundo también cambie (combatir el complejo del impostor tratando de cambiar organizaciones y sistemas), necesitarás algo de influencia. Zoe Chance es una escritora, profesora e investigadora que enseña la clase más popular en la facultad de Administración de Yale: Dominar la influencia y la persuasión. Escribió el *bestseller* internacional *La influencia es tu superpoder*.[13] Yael, mi copresentadora del pódcast, la entrevistó sobre el tema de ejercer influencia y lo que respondió fue tanto convincente como un poco sorprendente. Estas son algunas de las conclusiones:

1. **Sé un escucha empático.** La forma más efectiva de influir a otros es a través de la *escucha empática*. Chance recomendó escuchar durante 15 minutos y después reflexionar sobre lo que escuchaste; por ejemplo, podrías decir: «Suena como si te importara *x*» o «Para ti es importante sentir *y*». Escuchar y reflexionar crea una conexión y desarrolla empatía. Lo que es interesante es que, incluso si tu reflexión no es precisa, el proceso de escuchar y reflexionar seguirá siendo efectivo para alimentar la relación y ayudar a la otra parte a sentirse escuchada. El locutor tendrá la oportunidad de corregir tu reflexión y se sentirá agrade-

cido y respetado porque intentaste escucharlo con un interés genuino, aunque no hayas entendido todo correctamente. Las investigaciones lo confirman. Un estudio sobre parejas heterosexuales halló que el *esfuerzo empático* era más importante que la *precisión empática* para la satisfacción en las relaciones.[14] Con frecuencia, cuando una persona se siente escuchada, te corresponderá preguntándote sobre lo que es importante para ti. Chance hizo énfasis en que el acto de escuchar es lo que es influyente: puedes dejar de intentar persuadir y simplemente escuchar.

Chance también cree que para ser influyente tienes que ser *influenciable*. Durante más de un año, he tratado de convencer a mi esposo de mudarse a la costa este de San Diego sin ningún éxito. En un punto, tuvimos un desacuerdo sin ninguna relación. Normalmente, me hubiera puesto a la defensiva y mantenido firme, pero esta vez desaceleré, lo escuché y reflexioné sobre mi comprensión de cómo se sentía. Billy me convenció con eficacia y acepté su solicitud. Me dijo que nunca se había sentido tan visto o escuchado y unas semanas después, aceptó mudarse al este. Estos dos incidentes no tuvieron nada que ver el uno con el otro, pero creo que Billy estuvo más abierto a escuchar mis razones para querer mudarme después de que se sintió escuchado y fue capaz de influenciarme durante nuestro otro desacuerdo. En ambos casos, escuchar al otro nos influyó de manera efectiva.

2. **Usa tu voz humana.** Las conversaciones presenciales son más convincentes que los correos electrónicos, los mensajes de texto o las publicaciones en redes sociales, aunque utilices las mismas palabras.[15] Cuando escuchamos la voz de los demás, los percibimos más inteligentes, convincentes o dignos de nuestra empatía, por lo que tendrás dos o tres veces más probabilidad de conseguir un «sí» si haces una solicitud en persona en lugar de por correo electrónico.

3. **Sé transparente.** A las personas no les gusta que las manipulen, así que no ocultes tus intenciones. Puedes ofrecer opciones (lo que le proporciona al que elige un sentido de control) y seguir siendo influyente empujado en la dirección deseada. Por ejemplo, quizás el departamento de Recursos Humanos registre automáticamente a los empleados en un plan de jubilación porque cree que será beneficioso para ellos en el futuro. Los empleados tienen la opción de darse de baja, pero las ciencias de la conducta demuestran que los registros voluntarios son una forma efectiva de impulsar la conducta (porque la mayoría no se dará de baja). De igual manera, es más probable que un niño complete una tarea si le das dos o tres opciones para elegir, que si simplemente le ordenas qué hacer. Si la gente siente que le estás dando órdenes, con frecuencia hará lo opuesto. Es un fenómeno tan común que incluso tiene un nombre: *reactancia psicológica.*[16]

Estas tres habilidades también me hacen pensar en comunicarme con las personas en lugar de llamarles la atención. Cuando nos regañan, nos sentimos atacados, acorralados, acosados o malentendidos, lo cual genera una conducta defensiva en lugar de abierta a ser influida. Cuando las intenciones son transparentes y nos sentimos escuchados y comprendidos, especialmente cuando hablamos directamente con alguien más (en comparación con leer sus peticiones en redes sociales), sentimos que «nos están llamando» y nuestro deseo de considerar el cambio es mayor.

Cómo aumentar la probabilidad de que la conducta se manifieste

En su charla TEDx «How to Make a Behavior Addictive» (Cómo hacer que la conducta se vuelva adictiva),[17] Chance (con base en su trabajo sobre Tony Robbins) identificó seis necesidades humanas que influyen enormemente en la probabilidad de que una conducta se manifieste constantemente:

1. **Importancia.** Como seres humanos, necesitamos sentir que quienes somos y lo que hacemos es importante.
2. **Certidumbre.** En el fondo, anhelamos seguridad y certeza de que nuestras necesidades y expectativas se verán satisfechas.
3. **Incertidumbre.** Paradójicamente, también deseamos la novedad y la variedad. Un refuerzo intermitente (como el que obtienes de una máquina tragamonedas) mantiene mejor la conducta que el refuerzo constante (como el que obtienes de una máquina expendedora... cuando funciona bien).

4. **Conexión.** Nos necesitamos los unos a los otros para sobrevivir y prosperar.
5. **Crecimiento.** Queremos experimentar un sentido de progreso.
6. **Contribución.** Anhelamos la sensación de que estamos dando a los demás más allá de nosotros mismos.

Chance proporciona dos ejemplos de conducta que sacan y no sacan provecho de estas necesidades humanas: *flashmobs* (multitudes relámpago) y cascos de motociclista. Ponerte un casco mientras manejas una motocicleta solo implica la necesidad humana de certidumbre, ¡una cualidad que las personas no buscan cuando manejan una motocicleta! Debido a esto, es poco probable que la gente elija por sí misma ponerse uno, y es la razón por la que la conducta está regulada por ley. Por otro lado, los *flashmobs* implican las seis necesidades humanas y, a pesar de ser tontos y en cierto modo inútiles, se han vuelto increíblemente populares.

¿Qué tiene que ver todo esto con el complejo del impostor? Como explicamos al inicio del capítulo, como personas podemos crear comunidad como una manera de apoyarnos y conseguir el valor para realizar acciones difíciles, incluso si nos sentimos como impostores. También podemos demostrar la voluntad para «ser, aunque no podamos verlo» para que otros lo vean y sea más probable que crean que pueden serlo. ¿Qué pasaría si también somos increíblemente valientes e intentamos influir de verdad en la cultura organizacional usando algunas de las herramientas que Zoe Chance nos enseña? Según ella, el mejor indicador de participación y entusiasmo de los empleados es sentir que están progresando (lo que satisface la necesidad humana de crecimiento). Ser parte activa de una organización que prioriza el reclutamiento, el progreso y la retención de mujeres, personas

BIPOC y de la comunidad LGBTQIA+, inmigrantes y personas con discapacidad sería sin duda un ejemplo de crecimiento, y también satisfaría las necesidades humanas de importancia, incertidumbre, conexión y contribución. Tal vez podamos empezar a entablar conversaciones con personas en puestos de poder (escuchar con empatía y sin intenciones ocultas) y, luego, utilizar nuestras voces humanas para sugerir ideas o programas que cultiven las seis necesidades humanas como una manera de priorizar la inclusión y el progreso de los grupos marginados. Si *somos* las personas con poder, podemos encabezar las mismas ideas. Cualquier esfuerzo que realicemos para que las personas consigan un lugar en los espacios a los que históricamente no han sido invitadas debería, con el tiempo, reducir de manera significativa las experiencias con el complejo del impostor y la amenaza del estereotipo entre esos grupos. Así, será menos probable que cuestionen su pertenencia y, en consecuencia, ya no se sentirán forzadas a probar que sí pertenecen.

Es importante destacar que las soluciones que propongamos deben ser atractivas para la organización. De acuerdo con el psicólogo organizacional Adam Grant, las personas ignorarán un problema si no les gusta la solución.[18] Las propuestas de programas que se perciban como restrictivas serán menos bienvenidas que las que parezcan agregar beneficios o propósitos. Hacerse responsable del grado de complejidad del problema es también importante para efectuar el cambio. Reconocer que los sesgos organizacional y sistémico son problemas complejos difíciles de resolver no ahuyentará a tus colegas; de hecho, Grant señala que hará que te perciban con mayor credibilidad y, en muchos casos, les causará curiosidad, por lo que será más probable que se sumen a la iniciativa.

Tener una comunidad puede motivarte y reafirmar tu voluntad para ir con valentía en una nueva dirección, incluso si unos pocos han ocupado un lugar particular antes que tú. Juntos podemos ganar influencia y conseguir tener vidas profesionales a lo grande. Aprender a encarnar la autocompasión también ayudará a abrir el camino.

Resumen: Qué debes saber

- Los humanos desean conexión, y el beneficio de hacer comunidad es claro.
- Hay muchas formas de crear comunidad a través de conexiones tanto existentes como nuevas.
- El complejo del impostor y la amenaza del estereotipo interactúan en profesionales marginados.
- Aunque no puedas verlo, definitivamente puedes serlo.
- Para ser influyente, escucha, usa tu voz humana (en lugar de la palabra escrita) y sé transparente.
- Los humanos tenemos seis necesidades básicas que hacen más probable que una conducta se manifieste constantemente: importancia, certidumbre, incertidumbre, conexión, crecimiento y contribución.

Trabajo: Qué hacer

- Elige una de las estrategias sugeridas en este capítulo y comienza a cultivar un mayor sentido de comunidad.
- Reflexiona de qué manera puedes influir en tu cultura laboral para que sea más inclusiva.

13
AUTOCOMPASIÓN

> Ya estás atrapado contigo mismo de por vida.
> ¿Por qué no mejorar la relación?
> VIRONIKA TUGALEVA

Sara Schairer llevaba tres años casada cuando un camión mató trágicamente a su padre mientras trotaba. Dos años después nació su hija Hanna. Entre el dolor profundo y su ajuste a la maternidad, la vida no fue fácil, pero el matrimonio de Sara parecía estar soportando la tormenta, o al menos así lo creía ella. Poco después de que su hija Hanna cumpliera 1 año, su esposo le lanzó una bomba: quería el divorcio. Estaba decidido y se negó a tomar terapia de pareja, por lo que Sara quedó devastada. Durante cuatro meses, trabajó para rehacer su vida mientras transitaba el divorcio y cuidaba a su bebé sin casi nada de ayuda. Tuvo la corazonada de que necesitaba convertir su dolor en algo significativo.

Cuando Sara estaba en casa cuidando de Hanna, veía muchos episodios del programa *The Ellen DeGeneres Show* mientras la bebé dormía. Ellen, quien terminaba cada episodio con su frase distintiva «Sean amables los unos con los otros», entrevistó al autor, terapeuta y conferencista motivacional Wayne Dyer, quien habló del poder de la compasión para cambiar el mundo, idea que se le quedó grabada a Sara. Esa noche tuvo una visión en la que distinguió la palabra «compasiva» en una forma nueva: «compadecerte». Sonaban casi igual, pero su versión transformó el sustantivo en un verbo. Los siguientes tres años, Sara puso su frase en acción practicando actos diarios de compasión consigo misma y con otros. «Verbalizar» la compasión la llevó a experimentar una poderosa transformación de su sufrimiento.

En un inicio, Sara diseñó calcomanías para autos y pulseras para comenzar a correr la voz sobre «compadecerte», pero quería hacer algo que tuviera un mayor impacto, así que solicitó entrar a un programa de capacitación de un año en el Center for Compassion and Altruism Research and Education (CCARE) (Centro para la Investigación y la Educación en la Compasión y el Altruismo) de Stanford y fue aceptada. Al completarlo, se convirtió en capacitadora certificada para cultivar la compasión. En un inicio, luchó contra el complejo del impostor, ya que casi todos sus compañeros de CCARE eran especialistas en salud mental, mientras que su experiencia era en mercadotecnia y ventas. A menudo tenía pensamientos como «¿Quién me creo para pensar que me corresponde hacer esto?», pero al aplicar la autocompasión a sus sentimientos de impostora e inseguridad, pudo seguir adelante. Me contó que su complejo de impostora le proporcionó una «dosis saludable de humildad y mente de principiante», lo cual la motivó a continuar aprendiendo. Una vez que empezó a enseñar la compasión a otros, supo que correr la voz sobre «compadecerte» era su vocación. Terminó formando una organización mundial sin fines de lucro y un movimiento social (www.compassionit.com), cuya misión es inspirar acciones y actitudes compasivas por todo el mundo mediante la educación y la defensa. Recientemente también publicó su primer libro: *A Case for Compassion: What Happens When We Prioritize People and the Planet* (Un caso de compasión. Lo que sucede cuando le damos prioridad a la gente y al planeta).

Lo que inició como dolor, devastación, depresión y falta de dirección se convirtió en una carrera impulsada por la pasión a lo grande. No solo esparció la compasión en el mundo, sino que sus prácticas personales la han ayudado a prosperar tanto personal como profesionalmente. También te pueden ayudar a ti.

AUTOCRÍTICA

Tu voz de impostor es probablemente solo una de las tantas voces que provienen de tu crítico interno y todas ellas son versiones específicas y coloridas de «No soy suficiente». Como lo platicamos en el capítulo 7, este crítico interno está diseñado para ayudarte o protegerte de alguna forma (tal vez mantenerte alerta para evitar la autocomplacencia, o protegerte del fracaso o la humillación), pero hace un trabajo terrible. Cuando los cerebros perciben una amenaza, reaccionan para mantenerte a salvo; solo que ya conoces la respuesta de lucha, huida o parálisis que se produce cuando percibimos peligro físico o, incluso, amenaza social. Donde yo vivía, era frecuente ver serpientes y coyotes, y ten por seguro que cuando me encontraba con ellos, salía disparada en la dirección opuesta. Peligro conjurado. Cuando te sientes atacado verbalmente por una amistad o pareja, es posible que te pongas a la defensiva y contraataques. Tu mente hace exactamente lo mismo desde la perspectiva del crítico interno,[1] solo que el perpetrador contra el que estás luchando eres tú mismo.

Si un examen, una entrevista o una presentación sale mal, tu cerebro lo percibirá como una amenaza: «Oh no, fracasé. ¿Y si nunca entro a la universidad o me despiden?». Cuando tu sistema de lucha o huida se activa, ¿a dónde deberías ir?, ¿contra quién deberías luchar? Resulta que casi siempre volcamos esa reacción sobre nosotros mismos: «¿Cómo pude ser tan tonto? Fui muy flojo y no me preparé lo suficiente. Merezco fracasar». Esto tiene sentido desde un punto de vista neurobiológico, pero pelearnos con nosotros no genera los mismos resultados útiles que huir de serpientes y coyotes. De hecho, las investigaciones han demostrado que la autocrítica es un mecanismo de defensa mal adaptado,[2] que conduce a un bajo rendimiento e intensifica los sentimientos de inutilidad, inferioridad y fracaso.[3] Por ejemplo, en dos estudios prospectivos que analizaron el impacto de la autocrítica en metas académicas, sociales y de salud, se asociaron altos niveles de autocrítica con un bajo logro de metas.[4]

En el capítulo 8, hablamos sobre las formas en que puedes modificar activamente tu relación con tu crítico interno a fin de que ya no te impida tener una vida y una carrera a lo grande. El proceso de retroceder y observar tus pensamientos con curiosidad imparcial crea un contexto nuevo en el que es más fácil elegir valores. También es posible que respondas a tu crítico interno con *autocompasión* para obtener el mismo resultado.

AUTOCOMPASIÓN

Si un amigo o colega acudiera a ti preocupado por su reciente desempeño en el trabajo, ¿responderías con «¿Cómo pudiste ser tan tonto? Mereces fracasar»? Si es así, estoy segura de que no tendrías amigos por mucho tiempo. Tu instinto te dice que no está bien ni es útil responderles así a las personas que quieres cuando están sufriendo. Mis copresentadoras de pódcast y yo con frecuencia nos mandamos mensajes de texto que dicen cosas como «Sentí mucha vitalidad durante la entrevista, pero creo que soné como una inexperta poco elocuente», a lo que respondemos con textos como «Es duro sentirse así, pero somos nuestros peores críticos. Estoy segura de que no sonaste tan inexperta como tu mente te hace creer. Apuesto a que me podré identificar contigo fácilmente». En otras palabras, ofrecemos *validación con amabilidad*. ¿Cómo sería tratarte a ti mismo de la misma manera?

De acuerdo con el psicólogo y creador de la terapia centrada en compasión, Paul Gilbert, la compasión se trata de ser consciente del sufrimiento propio y de otros, con el compromiso de hacer algo para aliviarlo. La compasión puede fluir en tres direcciones: desde ti hacia otros, desde otros hacia ti y desde ti hacia ti.[5] La compasión que proviene de ti hacia ti se llama autocompasión y es un constructo multidimensional que involucra tres partes:[6]

1. Conciencia plena del sufrimiento
2. Humanidad común
3. Bondad hacia uno mismo

Podemos aprender a reconocer nuestro sufrimiento presente (conciencia plena), conectar con saber que no estamos solos en nuestro sufrimiento (humanidad común) y tratarnos con bondad (bondad hacia uno mismo) en lugar de o en respuesta a la autocrítica. Esto puede ser particularmente útil durante momentos de adversidad, como cuando nos sentimos como impostores en todo nuestro esplendor.

El rostro que sostienes

Imagina el poder de aprender a tratarte con compasión (de ofrecerte gestos de bondad de la misma manera que se los ofreces fácilmente a las personas que quieres). Quisiera que trajeras a la mente a una persona que ames profundamente. Imagina que miras su dulce rostro y conectas con lo mucho que la adoras. Tal vez sea un niño, tu pareja o tu abuelo. Imagina que te dice algo como «Siento que soy profundamente imperfecto, como que no soy suficiente. Si la gente viera quien soy realmente, me rechazarían o abandonarían. Solo sé que en cualquier momento me van a excluir cuando vean el verdadero perdedor que soy». Tómate un tiempo para tomar total conciencia de su sufrimiento, sabiendo que no está sola, porque tú sufres también y, tal vez, de forma similar. Imagina que tomas su rostro con tus manos y la miras a los ojos. ¿Qué le dirías en este instante como un gesto de bondad genuina? No necesitas convencerla de que piense diferente, ya que, a pesar de tener buenas intenciones, se puede considerar una invalidación. En lugar de eso, intenta decir algo como «Aquí estoy. Sentirse así es doloroso, pero no estás solo. Eres valioso y se te quiere tal y como eres». Ahora cierra los ojos, respira profundamente e imagina que el rostro que estás sosteniendo es el tuyo. Mírate a los ojos, observa el dolor y di: «Aquí estoy. Sentirse así es doloroso, pero no estás solo. Eres valioso y se te quiere tal y como eres».

Algunas veces, cuando las personas comienzan a practicar la bondad consigo mismas, pueden sentirse raras o ridículas, pero las investigaciones demuestran que la autocompasión está asociada con un mayor optimismo,[7] resiliencia,[8] iniciativa personal, humor positivo,[9] sentimientos de conexión social[10] y un mayor sentido de bienestar y satisfacción con la vida en general.[11] La autocompasión incluso funciona como amortiguador contra la comparación social[12] y la baja autoestima: la autoestima fluctúa constantemente y depende de la comparación social (para tenerla, debemos creer que somos mejores que otros).[13] La autocompasión es diferente, pues es prácticamente lo opuesto porque se centra en la conexión con otros (reconociendo que sufrimos juntos). De hecho, la raíz de la palabra «compasión» es «sufrir con».

Puedes considerar la dualidad autocrítica/autocompasión como la dualidad jefe de pesadilla/jefe bondadoso.[14] Digamos que le reportas a esos dos jefes y ambos te dan una tarea que se te dificulta completar de manera competente y cada uno te proporciona retroalimentación. El jefe número 1 te dice: «¿Por qué no pudiste llevarlo a cabo? A estas alturas de tu carrera ya deberías saber hacerlo. ¡Necesitas ponerte las pilas!». El jefe número 2 comenta: «Puedo ver que te costó trabajo. Muéstrame con qué necesitas ayuda. Podemos hacerlo juntos la primera vez para que aprendas y puedas hacerlo mejor la siguiente ocasión». Es obvio que, si tuvieras que elegir un jefe, optarías por el segundo, una persona que es probable que contribuya a tu crecimiento y desarrollo profesional a largo plazo, pero cuando te hablas a ti mismo, ¿a quién te pareces más? Probablemente al jefe número 1, que es un cretino que no facilita tu crecimiento, motivación o rendimiento. Cultivar la autocompasión significa cultivar al jefe número 2 dentro de ti.

Fíjate que en este ejemplo el jefe número 2 no te está liberando de tu responsabilidad. Muchas veces la autocompasión se confunde con eso, y cuando la gente escucha sobre ella por primera vez, le preocupa tener que relajar demasiado los estándares porque la bondad con uno mismo es igual a no hacerse responsable. Sin embargo, esto está muy lejos de la verdad. Observa cómo el jefe número 2 no está diciendo: «Oye, no pasa nada; ni te preocupes. No importa si el trabajo está mal hecho», sino que te indica amablemente una forma de proceder que te permitirá desarrollarte y que promueve la motivación y el éxito.

Una carta compasiva[15]

James Pennebaker ha investigado los poderosos efectos terapéuticos de la escritura de experiencias emocionales desde la década de 1980.[16] Vamos a tomar una página de su diario y a escribir una carta juntos para ayudarte a cultivar la autocompasión. Si bien puede ser tentador decir «solo seré más amable conmigo» y saltarse el trabajo experiencial, quiero alentarte a hacer una pausa y participar. A mis pacientes y a mí nos parece que este ejercicio tiene un profundo impacto; requiere solo unos minutos, se te quedará grabado y hará que, a la larga, la práctica de la autocompasión sea mucho más fácil. Te encuentras en un PDP: ¿quién es el Yo que deseas ser en este momento? Ahora tómate un minuto para agarrar pluma y papel, ya que es mucho más eficaz escribir a mano que teclear la carta en una computadora o como nota en tu celular. Inicia con «Querido [TU NOMBRE]»; después responde a las siguientes cuatro instrucciones en cuatro párrafos cortos. No te preocupes por la ortografía, gramática o pulcritud; puedes apuntar solo viñetas si lo prefieres, pero escribe todas tus respuestas.

1. Utilizando la perspectiva en segunda persona (es decir, «tú»), anota todas las autocríticas que dice tu mente, incluidos tus pensamientos de impostor. Esta conciencia de tu sufrimiento es el primer paso para poner en práctica la autocompasión; por ejemplo, mi carta podría decir: «Querida Jill, eres una mujer promedio, mediocre y no tienes nada de especial. Todos los demás son mejores que tú y cualquier éxito que hayas logrado se debe a la suerte, a la ayuda o a haber engañado a la gente haciéndole creer que eres competente. Pronto se darán cuenta de que no

eres tan inteligente ni estas calificada, y la farsa terminará».

2. Anota unas pocas frases sobre cuándo aparecieron tu crítico interno y tu voz de impostor, y qué pudo haberlos desencadenado. Asegúrate de incluir experiencias de marginación que puedan estar relacionadas. Esta conciencia y comprensión expandidas pueden ayudar a fomentar la autocompasión; por ejemplo, la mía podría decir algo como «En la secundaria, pensabas que eras capaz cuando estabas dentro del 5% de los primeros en tu grupo y eras presidenta del consejo estudiantil, pero luego un profesor te llamó "dispersa", fuiste rechazada por tus dos universidades preferidas y tuviste que conformarte con una universidad estatal mediocre. Tuviste que obtener una maestría de otra universidad estatal mediocre para tener alguna posibilidad de ingresar a un programa doctoral; cuando lograste ingresar a una institución educativa de posgrado altamente competitiva donde tu padre conocía al director, el complejo del impostor realmente se apoderó de ti, y fue entonces cuando más temiste que te señalaran como una farsante».

3. Si le preguntaras a tu impostor/crítico interno qué está tratando de hacer por ti, cómo podría estar tratando de ayudarte o protegerte, ¿qué te diría?, ¿cómo podrías saber que no estás solo en esto (paso dos: humanidad común)? Por ejemplo, mi párrafo podría leerse así: «Tal vez está tratando de mantenerte alerta a fin de evitar la autocomplacencia porque sabe que eres capaz de aportar

cuestiones importantes. Quizás quiere protegerte del fracaso y la humillación. No estás sola; la mayoría de los humanos, si no es que todos, tiene un crítico interno y el 70% tiene una voz impostora, ¡incluso Maya Angelou y Meryl Streep se sintieron como impostoras! Están juntas en esto».

4. Piensa en una persona, real o imaginaria, que ejerza una gran compasión. Esta persona conoce por completo tus fortalezas y debilidades, te acepta tal como eres y ve tu corazón. Si leyera el primer párrafo de tu carta, ¿qué te diría (paso tres: bondad hacia ti mismo)? La mía tal vez diría: «No estás sola en tu sufrimiento: sentirse insuficiente es una lucha humana común [reafirmando la humanidad común]. Estás trabajando muy duro para contribuir al mundo y lo que compartes a través de la terapia, la escritura, los pódcast y las charlas tiene el objetivo de ayudar a la gente. Te sales con frecuencia de tu zona de confort con el fin de llegar a los demás. Es posible que no te sientas especial o que no estés causando tanto impacto como otros, pero estás haciendo tu mejor esfuerzo para marcar una diferencia, la cual es importante y suficiente, aunque sea pequeña. Eres suficiente».

Ahora firma la carta y léela completa lentamente. Guárdala en un lugar donde puedas volver a leerla y úsala como modelo para practicar los tres elementos de la autocompasión: *1*) conciencia plena de tu sufrimiento, *2*) humanidad común y *3*) bondad con uno mismo.

DALE CABIDA A LA COMPASIÓN

Recientemente le pregunté a una paciente sobre su relación: «¿Qué haces cuándo tu esposa te ofrece ayuda?, ¿y si se ofrece a llevarte un café o te pide que te sientes para que ella termine de lavar los trastes?». Mi paciente de inmediato se llenó de lágrimas.

—Le digo: «Está bien; no te preocupes. Puedo hacerlo yo misma. Gracias de todas formas».

Le pregunté entonces sobre sus lágrimas.

—La pregunta te conmovió hasta las lágrimas. ¿Qué significa eso para ti?

Y todavía llorando respondió:

—Creo que sé a dónde vas con esto. Hablo de sentirme sola y sin apoyo, como que estoy malabareando todo sin ayuda, pero cuando alguien me la ofrece, me cuesta mucho mucho trabajo aceptarla. No entiendo por qué me es tan difícil.

Tenía razón; ese era exactamente el punto que quería señalar. Le pedí que prestara atención a los ofrecimientos de compasión (cuando alguien reconoce que tiene dificultades, se le une y ofrece gestos bondadosos) y su respuesta ante ellos. La siguiente sesión me informó tres observaciones: *1*) casi nunca notaba cuando los demás le estaban ofreciendo gestos bondadosos, *2*) cuando los observaba, se sentía vulnerable y culpable, así que se cerraba para aliviar esas emociones y *3*) cuando requería ayuda, le era casi imposible pedirla, ya que la idea de hacerlo desencadenaba intensos niveles de culpa, vulnerabilidad y miedo al juicio.

Con frecuencia, el flujo de compasión de ti hacia los demás es el más fácil de acceder, especialmente cuando la compasión fluye hacia las personas que queremos. Como expliqué en la primera parte de este capítulo, el flujo de la compasión desde ti hacia ti mismo (autocompasión) puede ser un gran reto, pero permitir que el flujo de la compasión provenga de otros hacia ti puede ser también desafiante.

Los bloqueos de la compasión y las cinco claves para dejarla entrar

Entrevisté a la doctora Michaela Thomas, psicóloga y autora de *The Lasting Connection: Developing Love and Compassion for Yourself and Your Partner* (La conexión duradera. Desarrolla el amor y la compasión por ti mismo y tu pareja). Ella llama a las experiencias internas que nos impiden dejar fluir la compasión «bloqueos de la compasión». Un bloqueo para pedir ayuda, por ejemplo, podría ser el miedo a la decepción o a la intimidad, por lo que, como respuesta, una persona podría levantar barreras para evitar las emociones incómodas y el resultado no deseado. Señaló que esto puede ocurrir con la compasión proveniente de cualquier persona: parejas románticas, amistades o compañeros de trabajo por igual.

En su libro, Thomas recomienda cinco claves para superar los bloqueos y permitir que la compasión fluya:[17]

1. **Conciencia.** Practica darte cuenta cuando te ofrecen gestos de bondad y también advierte cualquier resistencia que surja.
2. **Reconocimiento.** Reconoce los actos de bondad. Una vez que te des cuenta de que se te está ofreciendo bondad y que quizás no la estás aceptando, puedes cambiar de rumbo diciendo algo como «Vi que lavaste los platos anoche después de que me fui a dormir con dolor de cabeza» o «Noté que, al estacionar el auto, dejaste suficiente espacio para que pudiera pasar más fácilmente con los botes de basura».

3. **Aceptación:** Haz espacio para la incomodidad que surge cuando dejas entrar a la compasión. Utiliza las habilidades de voluntad que aprendiste en capítulos anteriores para expandirte y aceptar tus emociones y la bondad de los demás.
4. **Apreciación:** Expresa gratitud por la ayuda y la bondad que te han brindado: «En verdad aprecio que prepares el café todas las mañanas» o «Significó mucho para mí que me escucharas desahogarme y validaras mis emociones».
5. **Solicitud:** Pedir ayuda puede ser intimidante si te educaron para ser un hombre «fuerte» o una «supermujer» que malabarea todo con independencia y facilidad. Practica pedir ayuda en pequeñas dosis y aplica las técnicas que aprendiste anteriormente para observar y desprenderte de narrativas inútiles.

El cambio es difícil, pero las transformaciones grandes y poderosas pueden comenzar con un solo paso. Ya sea que se trate de darle cabida a la compasión, practicar la autocompasión, estar dispuestos, observar los pensamientos y desapegarnos de ellos o tomar decisiones valiosas, no podemos esperar a que *sea fácil* para saltar a bordo. Hablamos sobre la trampa del vacío en el capítulo 8, en la que quedas atrapado y no puedes avanzar debido a un vacío percibido en el conocimiento, la experiencia o la pericia. No te quedes atrapado en la autocrítica o haciendo todo solo debido a un vacío percibido en tu capacidad para dejar fluir la compasión desde ti mismo y los demás. Si comienzas a practicar ahora, con el tiempo, la compasión se sentirá más natural. Las investigaciones sobre neuroplasticidad nos demuestran la verdad de esto.[18]

Imagina que es como desarrollar un buen hábito. A medida que repites las acciones, el efecto de tus hábitos se refuerza y tu autoimagen comienza a cambiar y a moldear tu identidad.[19] En lugar de quedar atrapado en una narrativa de «Simplemente no soy el tipo de persona que ejerce la compasión», intenta practicarla con regularidad y comenzarás a verte a ti mismo de manera diferente.

Aunque los procesos de la ACT que hemos analizado hasta ahora contienen elementos de compasión (la aceptación implica aceptarte a ti mismo y a tu experiencia tal como es; el *mindfulness* nos enseña a soltar el juicio; observar los pensamientos nos ayuda a desengancharnos de la autocrítica, y los valores nos guían para priorizar lo que realmente nos importa), la práctica de la autocompasión y dejar entrar a la compasión puede ofrecer beneficios adicionales.[20] En al menos un estudio, la autocompasión fue un mediador significativo en los resultados del tratamiento con ACT,[21] en otras palabras, el grado en que los participantes mejoraron con la ACT estuvo influido en gran medida por la autocompasión. En consecuencia, te animo a incluir prácticas de compasión como parte de tu repertorio en expansión de flexibilidad psicológica. En el próximo y último capítulo, revisaremos las herramientas que aprendiste y hablaremos sobre cómo seguir adelante.

Resumen: Qué debes saber

- La compasión fluye en tres direcciones: desde ti hacia otros, desde otros hacia ti y desde ti hacia ti.
- La autocompasión se conforma de tres partes: conciencia del sufrimiento, humanidad común y amabilidad con uno mismo.
- La autocompasión motiva la conducta con mayor efectividad que la autocrítica.
- Puedes superar los bloqueos de la compasión practicando las cinco claves para que dejarla entrar: conciencia, reconocimiento, aceptación, apreciación y solicitud.

Trabajo: Qué hacer

- Visualízate ofreciendo gestos bondadosos a alguien que quieres y después imagina que esa persona eres tú.
- Escríbete una carta compasiva.

14
NO TE DETENGAS

No existe mayor amenaza para los críticos, los cínicos y los alarmistas que los que estamos dispuestos a caer porque aprendimos a levantarnos.

BRENÉ BROWN

Michelle Robinson, quien creció en el sur de Chicago, tomaba varios autobuses desde y hacia la preparatoria pública a la que asistía, lo que le tomaba un total de tres horas de transporte al día. Era una triunfadora: sacaba excelentes calificaciones, formaba parte de la National Honor Society (Sociedad Nacional de Honor) y era tesorera de su clase de último año. Tenía los ojos puestos en Princeton como universidad, pero cuando compartió sus aspiraciones con la asesora académica de la escuela, esta sonrió con aire de superioridad y le dijo: «No estoy segura de que tengas madera para Princeton». Esa declaración despectiva y condescendiente tenía el potencial de sembrar una semilla de inseguridad en Michelle (podría haber causado que bajara sus expectativas y metas), pero en lugar de permitir que la opinión infundada de una persona cambiara sus creencias sobre sí misma, pidió el apoyo de su vecino y vicedirector, el señor Jones, quien siempre había confiado y creído en ella. Él le escribió una carta de recomendación, la cual, junto con sus documentos de solicitud restantes, bastaron para que la aceptaran para estudiar la licenciatura en Princeton y, posteriormente, en la Facultad de Derecho de Harvard.

Hoy en día, Michelle Robinson Obama se ha codeado con las personas más extraordinarias del mundo, quienes también han tenido escépticos y críticos que han intentado en voz alta y públicamente derribarlas a cada paso. Michelle aprendió que los opositores nunca desaparecen, pero las personas más exitosas aprenden a vivir con el ruido y a seguir adelante con sus metas, apoyándose en las personas solidarias que conocen en el transcurso. Michelle nunca regresó a la preparatoria a decirle a la asesora que sí tenía madera para Princeton, ya que se dio cuenta de que no tenía nada que demostrarle a esa mujer, solo a sí misma.

Ahora *tú* estás aquí, 13 capítulos después, con una nueva serie de conocimientos y habilidades. Asimilaste varias formas de desarrollar flexibilidad psicológica; ahora sabes que tus pensamientos y emociones no son el enemigo, y que tratar de evitarlos y controlarlos es lo que te mantiene estancado. Aprendiste a cambiar tu relación con esas experiencias internas aceptando tus emociones y observando tus pensamientos, a fin de ser libre de elegir acciones congruentes con tus valores que sumen a una vida profesional a lo grande, y conociste los beneficios de la autocompasión y el valor de crear comunidad.

Tu dolor y desafíos no van a desaparecer jamás, pues son parte de lo que nos toca vivir como humanos. Te encontrarás con opositores, como la asesora académica de Michelle Obama, o con tu crítico interno y tu voz de impostor, pero ahora ya cuentas con las herramientas para manejar lo que sea que detonen y seguir adelante con las metas que más te importan.

UN RECORRIDO FINAL POR LA FLEXIBILIDAD PSICOLÓGICA

Revisemos un ejemplo final de cómo usé mis propias habilidades de flexibilidad psicológica cuando una oportunidad profesional detonó emociones muy incómodas y grandes cantidades de inseguridad y complejo del impostor. Puedes usar la historia como modelo para saber cómo luciría todo lo que has aprendido en una situación específica. Te explicaré cómo me sentía, lo que pensaba y lo que hice (y no hice) en respuesta.

Cuando mi amiga y colega Lynn me etiquetó en un comentario en la página de Facebook de Allison, una mujer que recaudaba fondos para organizaciones sin fines de lucro, hice clic en el enlace. La publicación no tenía nada que ver con una ONG ni recaudación de fondos, así que quedé intrigada. Se trataba de una solicitud para dar una charla TEDx y la fecha límite era ese mismo día. Era uno de mis sueños profesionales, uno de los primeros en la lista de cosas por hacer antes de morir.

«¿Puedo hacerlo?, ¿tengo una "idea digna de ser compartida"? Bueno, no pasa nada si envío la solicitud. De cualquier forma, dicen que rechazan a todos las primeras veces que la envías, así que mejor me quito de encima el primer rechazo de una vez».

Envié la solicitud ese lunes. Allison me pidió una audición en video de cinco minutos y la quería para el viernes. Después de tres días y al menos 11 tomas en Zoom sentada frente a mi computadora con mi aro de luz, le envié el archivo. Esa tarde recibí un correo electrónico que decía «¡Bienvenida a TEDxLenoxVillageWomen!». El evento virtual se llevaría a cabo en cuatro semanas y el video final debía entregarse en dos.

«¿Cómo diablos conseguí esto? Seguramente no recibió suficientes solicitudes y las está aceptando todas. Me crecieron tres papadas y aumenté dos tallas durante la pandemia, ¿y ahora voy a quedar inmortalizada en un video de TEDx? No creo poder hacerlo, aunque estoy segura de que nadie lo verá de todas formas, así que quizás el peso no importe».

DEMONIOS, Sheila. No había sido tan bocona en mucho tiempo, lo cual era de esperarse, ya que no obtienes una oportunidad inesperada para tachar un gran sueño profesional de la lista de cosas por hacer antes de morir sin que tu crítico interno tenga algo que decir al respecto, así que me pregunté «QHO» (¿qué haría Oprah?) y «QDO» (¿qué diría Oprah?).

«Baja la voz, Sheila, Sé lo que estoy haciendo. Sé que me estás protegiendo porque no quieres que fracase estrepitosamente o me humille, ya que nos importa, pero también son importantes el valor, la voluntad, la vulnerabilidad y vivir a lo grande. Oprah daría la charla y no permitiría que sus inseguridades la detuvieran. Si supiera el trabajo que me está costando, me diría: "Jill, eres mucho más que tu cuerpo. Tienes un mensaje para compartir, así que hazlo"».

Armé mi charla completa, me compré una atrevida blusa roja y me puse zapatos con estampado de leopardo porque no quería esconderme detrás de mi inseguridad sobre no querer ser vista. Contraté a un camarógrafo calificado para que me ayudara a crear un video con apariencia profesional, ya que el evento en tiempos de pandemia no se llevaría a cabo en vivo sobre un escenario de TED. Incluso compré un tapete circular rojo para pararme en él y sentir, aunque fuera un poco, como si estuviera en una verdadera experiencia TED. Ezra (el camarógrafo) y yo nos reunimos en un estudio moderno en Long Beach que tenía ladrillos al descubierto y pisos de madera natural. El lugar rebozaba confianza (si es que un espacio puede hacer eso), la cual no me fue posible absorber.

A pesar de hablarle a un público de una sola persona, las manos me temblaban y mi respiración se entrecortaba. Hicimos una toma completa usando un apuntador óptico y después, unas cuantas tomas más siguiendo las instrucciones de Ezra.

«Seguro lo odia. No comenta casi nada. Cuando practiqué en el teléfono con una amiga, tampoco dijo mucho. Billy fue un poco más positivo, pero estoy segura de que solo estaba siendo amable, pues los esposos deben comportarse cortésmente. ¡Dios mío! Es terrible».

Gracias, Sheila. Le recordé la razón por la que lo estábamos haciendo: nuestros valores.

«Nuestra misión es compartir las habilidades de flexibilidad psicológica con los demás; llegar a aquellos que tal vez no tienen los recursos o el deseo de ver a un terapeuta. Si se desploma, no tiene vistas o las tiene, pero no obtiene ninguna reacción o recibe críticas, nosotras nos presentamos con valentía y voluntad para cumplir la misión».

Validé mis emociones, recordé la humanidad compartida y me ofrecí un poco de bondad.

«Da miedo, pero no estás sola. Puedes hacerlo».

Ezra editó el video y me lo envió a los pocos días. Sentía nervios y emoción por verlo, pues seguía teniendo mucha incertidumbre en cuanto a la charla, sumándole que a nadie le gusta verse en video.

«¡Por Dios! Te ves enorme, como un barrilito. ¿Por qué no te fajaste la blusa? La charla duró únicamente 11:30 minutos; los verdaderos oradores de TED usan los 18 minutos completos. La idea es un cliché. Si alguien la llega a ver, va a pensar: "Ya lo viví, ya lo hice, no es nada novedoso". No es demasiado tarde para que te eches para atrás. No tienes por qué humillarte de esta forma».

Canté la primera frase del coro de la canción *Ready for the World*: «*Oh. Oh, Sheila. Let me love you till the morning comes*» (Oh. Oh, Sheila. Déjame amarte hasta que llegue la mañana). Le recordé que sentir semejante pánico significa que estamos en el lugar correcto; que la brillante flecha rojo neón está aquí y está apuntando ⟶ en *esta dirección*, a lo que es importante. Le dije de nuevo «Sabemos lo que estamos haciendo. Si el mensaje llega aunque sea a una persona y su vida (o hasta su día) se fortalece gracias a él, habremos encarnado nuestros valores. Incluso si es un fiasco espectacular, nos mostramos, fuimos valientes y ¡DIMOS UNA CHARLA TED! Vamos por buen camino».

Después de un par de intercambios con Ezra, le envié el video a Allison. Sheila seguía sin darse por vencida; no lo hizo entonces ni cuando el evento ocurrió frente a un modesto público de aproximadamente 100 personas (la plataforma se llenó y no permitió que nadie más asistiera, lo cual fue una decepción y un alivio). Tampoco paró cuando el canal de YouTube de TEDx lanzó el video.

Me asustaba mucho exponerme de esa manera, pero le hice un espacio al miedo. Me sentía increíblemente vulnerable, pero usé la respiración para desacelerar, abrirme a la experiencia en su totalidad y aceptarla. Recordé sujetar el resultado con suavidad y que la decisión de mostrarme y accionar de acuerdo con mis valores era la única parte que podía controlar. Entonces comencé a compartir la charla en Twitter (X), Instagram, Facebook y LinkedIn. Me sentía aterrorizada y presentía lo doloroso que sería el silencio. Sabía que era poco probable que un puñado de personas dijera: «Qué porquería», pero sentía que el silencio lo confirmaría, ya que cuando a la gente le gusta algo, lo expresa.

Sheila comenzó de nuevo, pero esta vez con «Eres una charlatana. ¿Quién te crees que eres para promoverte de esta forma? Te estas avergonzando a ti misma».

Mientras escribo este libro, la plática ya cuenta con más de 4 000 vistas en YouTube. No se hizo viral ni me convirtió en la sensación del momento, pero tampoco fue un completo fiasco. Recibí comentarios de varias personas que expresaron lo significativo que fue el mensaje para ellas, que fue memorable y que lo compartirían con otros. Hasta obtuve un comentario «digno de tirar el micrófono» y un emoji de mente explotada. Todo eso significó mucho para mí, ya que lo hice pensando en esas personas; de hecho, lo hice por ellas y por mí.

Lo logré. Fue doloroso, pero en verdad valió la pena. Cuando vuelvo a ver la charla, Sheila la mira conmigo y señala todo lo que debí haber hecho diferente (las partes en las que me veía tensa o sonaba poco auténtica). Ella critica mi apariencia, pero yo (el «yo» que está desenganchado y se distingue de Sheila) puedo mirar a la mujer en la pantalla, con su atrevida blusa roja, sus tacones con estampado de leopardo y su valor, su disposición y su gran salto hacia el Yo que quiere ser. Conforme va terminando la charla señalando que yo (me) es parte del momento, pienso «Ella es el Yo (me) que quería ser en ese momento. Puso en práctica lo que predica y eso es algo por lo que estar orgullosa».

Las malas noticias

He estado viviendo según la ACT y desarrollando flexibilidad psicológica por más de veinte años, y mi voz de impostora crítica sigue aquí. Recuerda que la flexibilidad psicológica no se trata de controlar tus pensamientos y emociones, sino de vivir a lo grande con el propósito de encarnar tus valores (el Yo que en verdad deseas ser), llevando contigo esos pensamientos y emociones. Cuando te acercas a lo que deseas, a lo que te importa, a lo que anhelas, invitas a la vulnerabilidad. Mientras más te importe, más tienes que perder, por lo que es posible que te sientas más ansioso, lleno de inseguridad y de complejo del impostor. Conforme avanzas en tu carrera, no le demuestras a este que está equivocado; por el contrario, se espera que tengas mayor pericia, incluso si crees que no la tienes.

Las buenas noticias

Con todo y mi complejo del impostor y mis sensaciones de ansiedad, me siento más viva que nunca. Se produce poder, orgullo, dominio, logro, sorpresa y asombro cuando vas por lo que quieres y vives a lo grande en lugar de a medias.

Ahora también estás equipado para recorrer este camino, ya que tienes la sabiduría para identificar el Yo que quieres ser en cada momento. Comprendes lo que, en general, se interpone en tu camino (como respuesta a creencias autolimitantes y emociones dolorosas en piloto automático) y que evitar el dolor emocional te hace sentir mejor a corto plazo, pero te mantiene estancado a largo plazo. Cuentas con las habilidades para practicar la voluntad hacia el dolor, es decir, abrirte a la incomodidad y aceptarla con el propósito de acercarte hacia aquello que anhelas. Ahora eres capaz de ser un observador curioso e imparcial de tus pensamientos y las historias que te cuentas en lugar de dejar que te controlen de maneras inútiles; puedes responder a tu crítico interno dejando fluir tu propia compasión y la de otros, y sabes que es posible conectar con la comunidad para obtener apoyo adicional.

Espero que ya te hayas aventurado a salir de los límites de tu zona de confort utilizando las habilidades que adquiriste para superar los obstáculos que solían interponerse en tu camino, aunque es posible que no hayas sido capaz de hacerlo en algunas ocasiones. Me sucede lo mismo, incluso hoy en día (si no pasa todavía, estoy segura de que así será más adelante). Sin embargo, como se cree que dijo el boxeador Sugar Ray Leonard: «Si no conoces el fracaso, nunca reconocerás el éxito». El fracaso nos ayuda a aprender y a desarrollar flexibilidad psicológica en un proceso continuo. No existe la meta: «¡Ajá! Lo logré. Ya soy psicológicamente flexible». Responder ante la vulnerabilidad y otras experiencias internas desafiantes es algo a lo que debemos regresar constantemente cada vez que tomamos una decisión (básicamente, todo el tiempo de cada día).

Será más fácil cambiar en unas áreas que en otras. Yo puedo aplicar muy bien la flexibilidad psicológica en mi vida profesional y de escritora, pero se me sigue dificultando en la crianza; sin embargo, cuando pierdo la paciencia en cierto momento con mis hijos, tengo la posibilidad de elegir el Yo que quiero ser en el siguiente momento y puedo disculparme, lo que sirve como ejemplo de alguien que se responsabiliza de sus errores (un valor). A mi fantástica amiga Marie, quien es directora y experta en cuidado de la salud, y de quien leíste en el capítulo 12, se le dificulta más que nada el área laboral. Después de más de 25 años en la industria y a pesar de tener un currículum impresionante con cargos como vicepresidenta, fundadora y directora, se sigue preocupando por la falta de un título de posgrado. Incluso me preguntó: «¿Cómo sabes si tienes "síndrome" del impostor o si realmente lo eres?». ¡Me preguntó porque pensaba que lo era! Sin embargo, se ha apoyado en la comunidad uniéndose a organizaciones como Chief, una red privada de mujeres líderes, y Portfolia, un grupo de inversionistas conformado solo por mujeres, para conseguir el valor de seguir adelante, aunque se sienta fuera de lugar.

Sé paciente contigo mismo. Piensa que eres un roble, que es un árbol que crece lentamente, ya que los árboles que crecen lento son los más fuertes. O considérate un abedul de agua, cuyas ramas tienen una estructura flexible, lo que significa que puede doblarse sin romperse. Es más, cuando el abedul se tuerce por los vientos fuertes, esto causa que desarrolle estructuras adicionales en su interior que lo fortifican y fortalecen. Por lo tanto, crece lentamente y practica la flexibilidad cuando los vientos se intensifiquen, ya que estarás en proceso de fortalecerte y vivir a lo grande antes de que te des cuenta.

POR QUÉ ESTE TRABAJO ES DIFERENTE

Muchos libros sobre éxito y crecimiento se centran en establecer metas (en muchas ocasiones, objetivos SMART, lo que significa que son específicos, medibles, alcanzables, relevantes y basados en el tiempo), lo cual es sin duda útil. No obstante, aunque podemos establecer objetivos profesionales SMART (como escribir un boletín informativo mensual o preparar una charla TEDx), en realidad no tenemos control sobre lo que sucede más allá del proceso de escritura y preparación. Podemos tener todo el talento del mundo, aprender sobre nuestra industria, escribir el mejor contenido jamás visto y seguir sin obtener la cantidad de suscriptores deseada o sin que nuestra charla TEDx sea aceptada. Como profesionales, necesitamos conectar a profundidad con nuestros motivos, ya que es la manera de seguir comprometidos. El motivo, junto con nuestra nueva relación con los pensamientos y emociones, es lo que nos hace perseverar a pesar de la decepción, la inseguridad, la frustración y la envidia, y perseverar (comprometerse) es la única forma en que lograremos que nuestro resultado deseado se vuelva más probable, aunque nunca estará garantizado.

Conforme nos acercamos al final, hagamos una pausa para recordar nuestro motivo. Piensa en una meta y pregúntate por qué quieres lograrla. Escribe la respuesta, ya sea desarrollada o muy simple, con viñetas. Cuando te enfrentes al rechazo una o más veces o veas que alguien logró un hito profesional con el que has estado soñando (quizás alguien que sabes que es menos talentoso o que trabaja menos duro que tú), cuando nadie deje comentarios en tus publicaciones o cuando tu mente te diga que no eres suficiente o que eres un farsante e intente convencerte de que ya no persigas tus sueños, ¿qué te mantendrá perseverando y avanzando?, ¿por qué seguirás adelante?

Cuando le preguntaron a Miguel Ángel cómo creaba grandes esculturas como el David, explicó que se imaginaba que la escultura terminada ya existía dentro del bloque de mármol, así que solo removía pedazos poco a poco para revelar lo que ya se encontraba dentro. Las personas que imaginas que son en cierto modo más inteligentes, mejores o más exitosas que tú no cuentan con un montón de cualidades que tú no tienes, simplemente se han quitado los pedazos que oscurecen su mejor versión. Puedes utilizar tus nuevas habilidades de flexibilidad psicológica para remover tu evitación experiencial y revelar una versión de ti mismo audaz, valiente y dispuesta a ser vulnerable: tu versión que vive a lo grande.

PERMÍTEME ALLANAR EL CAMINO

Cuando se invitó a la psicóloga infantil y profesora asistente Kim Gushanas a enseñar ACT a los estudiantes de medicina, se sintió ansiosa y presionada. Era su primer año como miembro de la facultad en el departamento de Psiquiatría y los médicos la intimidaban. «¿Quién soy yo para enseñar a estudiantes de Medicina? A ellos no les interesa la Psicología», pensaba. Enseñaba a médicos que querían ser más humanos en su práctica, pero, aun así, su cerebro le decía que no valorarían lo que tenía para ofrecerles. A pesar de su sólido historial en investigación y práctica de psicología médica, consideró comunicarse con el director para sugerirle que llamaran a alguien con mayor experiencia.

Entonces se descubrió.

Kim se conectó con el presente y se dio cuenta de las emociones incómodas que estaba tratando de evitar y los pensamientos autocríticos que la estaban apremiando. Le hizo un espacio a la ansiedad y la inseguridad reconociendo que no tenía que *sentirse* segura para avanzar si hacerlo era importante para ella. Observó sus pensamientos de impostora con curiosidad e imparcialidad y se dio cuenta de que estaban tratando de protegerla del fracaso, pero no la estaban ayudando a vivir a lo grande. Entonces, se sintonizó con sus valores. En específico, la misión profesional de Kim es dar un lugar a la ciencia moderna y las prácticas basadas en evidencia en los espacios educativos históricamente tradicionales (como su programa de psiquiatría con enfoque psicoanalítico). Se dijo a sí misma: «Aunque plante solo una pequeña semilla que les parezca útil, valdrá la pena». Se dio cuenta de que tenía que hacerlo por ella misma, en pro de sus valores, a pesar del miedo y el complejo del impostor. Así, Kim aprovechó la flexibilidad psicológica para convertirse en el Yo que más deseaba ser en el fondo.

Cien estudiantes de Medicina y una docena de miembros de la facultad asistieron a la conferencia de Kim. Durante nuestra entrevista, su ansiedad regresó por el simple hecho de haber relatado la experiencia. Cuando le pregunté cómo le había ido con la conferencia, respondió que creía que había estado bien, excepto por el hecho de que no recibió ningún comentario. Tuvo que aceptar la incertidumbre de no saber *realmente* como les había parecido, pero se sentía genial por haber decidido realizarla. Sí, estaba ansiosa, intimidada y llena de sentimientos de inseguridad y de complejo del impostor, pero *también* se sentía orgullosa, empoderada y realizada. Podemos pensar y sentirnos de muchas maneras a la vez y decidir actuar con base en los valores pase lo que pase.

¿Cómo puedes hacer lo mismo? Es posible resumir tus habilidades de flexibilidad psicológica con un acrónimo fácil de recordar: PAVE (palabra en inglés que significa «allanar»).

P: Pausa y conéctate con el presente. Respira profunda y conscientemente y observa tus pensamientos y emociones.

A: Acepta. Haz espacio para las experiencias internas incómodas soltando el juicio y la resistencia.

V: Valores. Identifica lo que es importante y el Yo (me) que más quieres ser en este momento.

E: Ejecuta. Mueve las manos, los pies o la boca (lo único que puedes controlar) en dirección de tus valores.

Me gusta pensar que vivir con flexibilidad psicológica significa mostrarse en cada momento como el Yo totalmente auténtico que has elegido personalmente. ¿Cómo saber si te estás mostrando de manera auténtica? Velo como una muy buena creación de marca. Cuando alguien cuenta con una estrategia de marca sólida, su diseño se reconoce de inmediato: sabes con quién estás tratando sin necesidad de que se identifique. Cuando encuentro una publicación en las redes sociales de Brené Brown, sé que es ella porque la tipografía, los colores, las formas, las texturas, las líneas y el espacio negativo y positivo me lo dicen. Piensa que estos elementos de diseño son los valores que conforman tu yo auténtico. ¿Cómo luce la presentación de tu marca metafórica? Tipografía del título = apertura; tipografía del cuerpo principal = honestidad; tipografía manuscrita = diversión; colores hexadecimales = curiosidad, aventura, valentía, audacia; logotipo de la empresa = integridad. Puedes utilizar constantemente tu diseño de marca para mostrarte como tu yo auténtico, psicológicamente flexible y fácil de reconocer.

En *Lecciones de vida,* Elisabeth Kübler-Ross y David Kessler identifican las 14 lecciones más importantes que aprendieron durante las décadas en las que platicaron con personas que estaban a punto de morir.[1] Las lecciones tienen el objetivo de resolver lo que Kübler-Ross llama al único problema más grande de la vida: los asuntos inconclusos. El propósito de las lecciones (temas como el amor, la autenticidad y el juego) es invitar a las personas a vivir como si fueran a concluir esos asuntos hoy. De un modo muy similar, tú puedes elegir dejar de vivir a medias (cambiar tu relación con tu mundo interno para que ya no te detenga) y perseguir la vida que de verdad te importa antes de que sea demasiado tarde.

Es tu turno, sal y no te detengas.

NOTAS

Capítulo 1: Tal vez seas un farsante

[1] Clance, Pauline Rose y Imes, Suzanne Ament (1978). «The Impostor Phenomenon in High Achieving Women», en *Psychotherapy Theory, Research and Practice,* vol. 15, núm. 3, pp. 1-8; Kruger, J. y Dunning, D. (1999). «Unskilled and Unaware of It: How Difficulties in Recognizing One's Own Incompetence Lead to Inflated Self-Assessments», en *Journal of Personality and Social Psychology,* vol. 77, núm. 6, pp. 1121-1134.

[2] McElwee, R. O. y Yurak, Tricia J. (2010). «The Phenomenology of the Impostor Phenomenon», en *Individual Differences Research,* vol. 8, núm. 3, pp. 184-197.

[3] Clance y Imes, «The Impostor Phenomenon», *op. cit.*, pp. 1-8; Kruger y Dunning, «Unskilled and Unaware of It», *op. cit.*, pp. 1121-1134.

[4] Young, Valerie (2011). *The Secret Thoughts of Successful Women: Why Capable People Suffer from the Impostor Syndrome and How to Thrive in Spite of It.* Crown Business; Grant, Adam (2021). *Think Again: The Power of Knowing What You Don't Know,* Viking.

[5] Kruger y Dunning. «Unskilled and Unaware of It», *op. cit.*, pp. 1121-1134.

[6] Helms, Janet, «*The Power Dynamics of White Racial Identity in Social Interactions*». Sesión plenaria en la conferencia mundial de la Association for Contextual Behavioral Science World, Dublín, 28 de junio 2019.

[7] Cokley, Kevin, *et al.* (2013). «An Examination of the Impact of Minority Status Stress and Impostor Feelings on the Mental Health of Diverse Ethnic Minority College Students», en *Journal of Multicultural Counseling and Development*, vol. 41, núm. 2, pp. 82-95.

[8] Clance y Imes, «The Impostor Phenomenon», *op. cit.*, pp. 1-8; Kruger y Dunning, «Unskilled and Unaware of It», *op. cit.*, pp. 1121-1134; Young, Valerie, *The Secret Thoughts of Successful Women*; Li, Sijia; Hughes, Jennifer L. y Thu, Su Myat (2014). «The Links Between Parenting Styles and Imposter Phenomenon», en *Chi Psi Journal of Psychological Research*, vol. 19, núm. 2.

[9] Bravata, Dena M. *et al.* (2020). «Prevalence, Predictors, and Treatment of Impostor Syndrome: A Systematic Review», en *Journal of General Internal Medicine*, vol. 35, núm. 4, pp. 1252-1275.

[10] Badawy, Rebecca L. *et al.* (2018). «Are All Impostors Created Equal? Exploring Gender Differences in the Impostor Phenomenon-Performance Link», en *Personality and Individual Differences*, núm. 131, pp. 156-163.

[11] Tulshyan, Ruchika y Burey, Jodi-Ann. «*Stop Telling Women They HaveImposter Syndrome*», en *Harvard Business Review* [en línea] (11 de febrero 2021). Disponible en <https://hbr.org/2021/02/stop-telling-women-they-have-imposter-syndrome>.

[12] Young, Jeffrey E., Klosko, Janet S. y Weishaar, Marjorie E. (2023). *Schema Therapy*. Guilford, p. 254.

[13] Harari, Yuval Noah (2014). *Sapiens: A Brief History of Humankind*. Harper.

Capítulo 2: Qué tipo de impostor eres

[1] Stoddard, Jill A. y Afari, Niloofar (2014). *The Big Book of ACT Metaphors: A Practitioner's Guide to Experiential Exercises and Metaphors in Acceptance and Commitment Therapy*. New Harbinger Publications.

[2] Young, Valerie (2011). *The Secret Thoughts of Successful Women: Why Capable People Suffer from the Impostor Syndrome and How to Thrive in Spite of It*. Crown Busines.

[3] Herold, Michael (2015). «What If I Had a Time Machine?». Video TEDxVienna. Disponible en <https://www.youtube.com/watch?v=dbx_rzZYH5Q>.

[4] Dweck, Carol S. (2008). *Mindset: The New Psychology of Success*. Random House Digital.

[5] Scarlet, Janina (2020). «Superwomen: Discovering Our Inner Superpowers». Video TEDxLenoxVillageWomen. Disponible en <https://www.ted.com/talks/janina_scarlet_ph_d_super_women_discovering_our_inner_superpowers>; Scarlet, Janina (2020). «This Is Your Origin Story». Video TEDxAkitaIntlU. Disponible en <https://www.ted.com/talks/janina_scarlet_this_is_your_origin_story>.

[6] Young. *The Secret Thoughts of Successful Women, op. cit.*, p. 130.

Capítulo 3: No existe una cura (pero sí una alternativa)

[1] Young, Valerie (2011). *The Secret Thoughts of Successful Women: Why Capable People Suffer from the Impostor Syndrome and How to Thrive in Spite of It*. Crown Business.

[2] Young, *The Secret Thoughts of Successful Women, op. cit.*, p. 19.

[3] Tulshyan, Ruchika y Burey, Jodi-Ann «Stop Telling Women They Have Imposter Syndrome», en *Harvard Business Review* [en línea] (11 de febrero 2021). Disponible en <https://hbr.org/2021/02/stoptelling-women-they-have-imposter-syndrome>.

[4] Menendez, Alicia (2019). *The Likability Trap*. Harper Business.

[5] Young. *The Secret Thoughts of Successful Women, op. cit.*

[6] Chamorro-Premuzic, Tomas (2019). *Why Do So Many Incompetent Men Become Leaders? (And How to Fix It)*. Harvard Business Press.

[7] Tewfik, Basima A. (2022). «The Impostor Phenomenon Revisited: Examining the Relationship Between Workplace Impostor Thoughts and Interpersonal Effectiveness at Work», en *Academy of Management Journal*, vol. 65, núm. 3.

[8] Tewfik, Basima. «Found Out or Psyched Up: How and When Workplace Impostor Thoughts Breed Mastery at Work», en *Academy of Management Proceedings*, núm. 1 (agosto de 2020), p. 11648.

[9] Grant, Adam (2021). *Think Again: The Power of Knowing What You Don't Know*. Viking.

[10] Mohr, Tara (2015). *Playing Big: Find Your Voice, Your Mission, Your Message*. Avery.

[11] Hayes, Steven C., Strosahl, Kirk D. y Wilson, Kelly G. (2011). *Acceptance and Commitment Therapy: The Process and Practice of Mindful Change*. Guilford.

[12] Gloster, Andrew T. *et al.* «The Empirical Status of Acceptance and Commitment Therapy, en A Review of Meta- Analyses», en *Journal of Contextual Behavioral Science*, núm. 18 (octubre de 2020) pp. 181-192.

[13] Hayes, Strosahl y Wilson, *Acceptance and Commitment Therapy, op. cit.*

[14] Vaish, Amrisha, Grossmann, Tobias y Woodward, Amanda (2008). «Not All Emotions Are Created Equal: The Negativity Bias in Social-Emotional Development», en *Psychological Bulletin*, vol. 134, núm. 3, p. 383.

[15] Vytal, Katherine y Hamann, Stephan (2010). «Neuroimaging Support for Discrete Neural Correlates of Basic Emotions: A Voxel-Based Meta-Analysis», en *Journal of Cognitive Neuroscience*, vol. 22, núm. 12, pp. 2864-2885.

[16] Lappalainen, Päivi *et al.* (2021). «The Role of Thought Suppression and Psychological Inflexibility in Older Family Caregivers' Psychological Symptoms and Quality of Life», en *Journal of Contextual Behavioral Science*, vol. 20, pp. 129-136.

Capítulo 4: Desactivar el piloto automático. El don de la presencia

[1] Hoomans, Joel. «35,000 Decisions: The Great Choices of Strategic Leaders», en *Leading Edge* [en línea] (20 de marzo 2015). Disponible en <https://go.roberts.edu/leadingedge/the-great-choices-of-strategic-leaders>.

[2] Kahneman, Daniel (2011). *Thinking, Fast and Slow*. Macmillan.

[3] Cherry, Kendra. «How We Use Selective Attention to Filter Information and Focus», en *Verywell Mind* [en línea] (10 de junio 2022). Disponible en <https://www.verywellmind.com/what-is-selective-attention-2795022#:~:text=Selective%20attention%20is%20the%20process,and%20focus%20on%20what%20matters>.

[4] Schad, Daniel J. y Engbert, Ralf (2012). «The Zoom Lens of Attention: Simulat-ing Shuffled Versus Normal Text Reading Using the SWIFT Model», en *Visual Cognition* vol. 20, núms. 4-5. pp. 391-421.

[5] Cepelewicz, Jordana. «To Pay Attention, the Brain Uses Filters, Not a Spotlight», en *Quanta Magazine* [en línea] (24 de septiembre 2019). Disponible en <https://www.quantamagazine.org/to-pay-attention-the-brain-uses-filters-not-a-spotlight-20190924/>.

[6] Bar-Haim *et al.* (2007). «Threat- Related Attentional Bias in Anxious and Nonanxious Individuals: A Meta-Analytic Study», en *Psychological Bulletin*, vol. 133, núm. 1, p. 1.

[7] Brown, Brené. *The Call to Courage*. Especial de Netflix [en línea]. 2019. Disponible en <https://www.netflix.com/title/81010166>.

[8] Kabat Zinn, Jon (1994). «Wherever You Go, There You Are: Mindfulness Meditation in Everyday Life», en *Hyperion*, pp. 78-80.

[9] Wolever, Ruth Q. *et al.* (2012). «Effective and Viable Mind-Body Stress Reduction in the Workplace: A Randomized Controlled Trial», en *Journal of Occupational Health Psychology*, vol. 17, núm. 2, p. 246.

[10] McCraty, Rollin, Atkinson, Mike y Tomasino, Dana. «Impact of a Work-place Stress Reduction Program on Blood Pressure and Emotional Health in Hypertensive Employees», en *Journal of Alternative and Complementary Medicine*, vol. 9, núm. 3 (junio de 2013), pp. 355-369.

[11] Dawson, Anna F *et al.* (2020). «Mindfulness-Based Interventions for University Students: A Systematic Review and Meta-Analysis of Randomised Controlled Trials», en *Applied Psychology: Health and Well-Being*, vol. 12, núm. 2, pp. 384-410; Querstret, Dawn *et al.* (2020). «Mindfulness-Based Stress Reduction and Mindfulness-Based Cognitive Therapy for Psychological Health and Well-Being in Nonclinical Samples: A Systematic Review and Meta-Analysis», en *International Journal of Stress Management*, vol. 27, núm. 4, pp. 394-411.

[12] Kabat- Zinn, Jon (1982). «An Outpatient Program in Behavioral Medicine for Chronic Pain Patients Based on the Practice of Mindfulness Meditation: Theoretical Considerations and Preliminary Results», en *General Hospital Psychiatry*, vol. 4, núm. 1, pp. 33-47.

[13] Kabat-Zinn, Jon *et al.* (1998). «Influence of a Mindfulness Meditation-Based Stress Reduction Intervention on Rates of Skin Clearing in Patients with Moderate to Severe Psoriasis Undergoing Photo Therapy (UVB) and Photochemotherapy (PUVA)», en *Psychosomatic Medicine*, vol. 60, núm. 5, pp. 625-632.

[14] Kaplan, Kenneth H., Goldenberg, Don L. y Galvin-Nadeau, Maureen (1993). «The Impact of a Meditation-Based Stress Reduction Program on Fibromyalgia», en *General Hospital Psychiatry*, vol. 15, núm. 5, pp. 284-289.

[15] Cairncross Molly y Miller, Carlin J. (2020). «The Effectiveness of Mindfulness-Based Therapies for ADHD: A Meta-Analytic Review», en *Journal of Attention Disorders*, vol. 24, núm. 5, pp. 627-643.

[16] Suleiman-Martos, Nora *et al.* (2020). «The Effect of Mindfulness Training on Burnout Syndrome in Nursing: A Systematic Review and Meta-Analysis», en *Journal of Advanced Nursing,* vol. 76, núm. 5, pp. 1124-1140.

[17] Hyland, Patrick K., Lee, R. Andrew y Mills, Maura J. (2015). «Mindfulness at Work: A New Approach to Improving Individual and Organizational Performance», en *Industrial and Organizational Psychology,* vol. 8, núm. 4, pp. 576-602.

[18] Glomb, Theresa M., Duffy, Michelle K., Bono, Joyce E. y Yang, Tao (2011). «Mindfulness at Work», en *Research in Personnel and Human Resources Management.* Editado por Joshi, Aparna, Liao, Hui y Martocchio Joseph J. (Emerald Publishing), núm. 30, pp. 115-157.

[19] Levy, David M. *et al.* (2012). «The Effects of Mindfulness Meditation Training on Multitasking in a High-Stress Information Environment», en *Proceedings of Graphics Interface* (Canadian Information Processing Society), pp. 45-52.

[20] Dube, Chad, Rotello, Caren M. y Heit, Evan (2010). «Assessing the Belief Bias Effect with ROCs: It's a Response Bias Effect», en *Psychological Review,* vol. 117, núm. 3, p. 831.

[21] Davidson, Richard J. *et al.* (2003). «Alterations in Brain and Immune Function Produced by Mindfulness Meditation», en *Psychosomatic Medicine,* vol. 65, núm. 4, pp. 564-570.

[22] Wilson, Meredith (1962). «Chicken Fat». Capitol Records.

[23] Brach, Tara. «Tara Talks: Pain × Resistance = Suffering» [en línea]. Publicado el 2 de mayo 2018, Disponible en <https://youtu.be/3JywTh5O8ys>.

[24] Kübler-Ross Elisabeth y Kessler, David (2012). *Life Lessons: Two Experts on Death and Dying Teach Us About the Mysteries of Life and Living.* Simon and Schuster.

Capítulo 5: Mantén presentes tus motivos. Tener claro el propósito de todo

[1] Williams, Kathryn E., Ciarrochi, Joseph y Heaven, Patrick, C. L. (2012). «Inflexible Parents, Inflexible Kids: A 6-Year Longitudinal Study of Parenting Style and the Development of Psychological Flexibility in Adolescents», en *Journal of Youth and Adolescence*, vol. 41, núm. 8, pp. 1053-1066.

[2] LeJeune Jenna y Luoma, Jason B. (2019). *Values in Therapy: A Clinician's Guide to Helping Clients Explore Values, Increase Psychological Flexibility, and Live a More Meaningful Life*. New Harbinger Publications.

[3] Gloster, Andrew T. *et al.* (2017). «Increasing Valued Behaviors Precedes Reduction in Suffering: Findings from a Randomized Controlled Trial Using ACT», en *Behaviour Research and Therapy* vol. 9, pp. 64-71.

[4] Brehm, Jack (1966). *A Theory of Psychological Reactance*. Academic Press.

[5] LeJeune y Luoma, *Values in Therapy, op. cit.*

[6] Blackledge, John T. y Hayes, Steven C. (2001). «Emotion Regulation in Acceptance and Commitment Therapy», en *Journal of Clinical Psychology*, vol. 57, núm. 2, pp. 243-255.

[7] Hayes, Steven C., Strosahl, Kirk D. y Wilson, Kelly G. (2011). *Acceptance and Commitment Therapy: The Process and Practice of Mindful Change*. Guilford.

[8] LeJeune and Luoma, *Values in Therapy, op. cit.*

[9] Schonbrun, Yael, Sorensen, Debbie y Stoddard, Jill. «Values During Times of Transition», en *Psychologists off the Clock* [pódcast] (16 de febrero de 2022). Disponible en <https://offtheclockpsych.com/238-values-transition/>.

[10] Hayes, Steven C. (2005). *Get Out of Your Mind and Into Your Life: The New Acceptance and Commitment Therapy*. New Harbinger Publications.

Capítulo 6: Sostener los resultados con suavidad

[1] Clear, James (2018). *Atomic Habits: An Easy & Proven Way to Build Good Habits & Break Bad Ones*. Penguin, p. 33.

[2] Fishbach, Ayelet (2022). *Get It Done: Surprising Lessons from the Science of Motivation*. Little, Brown Spark.

[3] Stoddard, Jill A. y Afari, Niloofar (2014). *The Big Book of ACT Metaphors: A Practitioner's Guide to Experiential Exercises and Metaphors in Acceptance and Commitment Therapy*. New Harbinger Publications.

[4] LeJeune Jenna y Luoma, Jason B. (2019). *Values in Therapy: A Clinician's Guide to Helping Clients Explore Values, Increase Psychological Flexibility, and Live a More Meaningful Life*. New Harbinger Publications.

[5] Fishbach, *Get It Done*.

Capítulo 7: El duro crítico interno

[1] Cacioppo, John T., Cacioppo, Stephanie y Gollan, Jackie K. (2014). «The Negativity Bias: Conceptualization, Quantification, and Individual Differences», en *Behavioral and Brain Sciences*, vol. 37, núm. 3, p. 309.

[2] Wenzlaff Richard M. y Wegner, Daniel M. (2000). «Thought Suppression», en *Annual Review of Psychology*, vol. 51, núm. 1, pp. 59-91.

[3] Wegner, Daniel M., Schneider, David J., Carter, Samuel R. y White, Teri L. (1987). «Paradoxical Effects of Thought Suppression», en *Journal of Personality and Social Psychology*, vol. 53, núm. 1, p. 5.

[4] Tseng, Julie y Poppenk, Jordan (2020). «Brain Meta- State Transitions Demarcate Thoughts Across Task Contexts Exposing the Mental Noise of Trait Neuroticism», en *Nature Communications*, vol. 11, núm. 1, pp. 1-12.

[5] Vaish, Amrisha, Grossmann, Tobias y Woodward, Amanda (2008). «Not All Emotions Are Created Equal: The Negativity Bias in Social-Emotional Development», en *Psychological Bulletin*, vol. 134, núm. 3, p. 383.

[6] Young, Jeffrey E., Klosko, Janet S. y Weishaar, Marjorie E. (2003). *Schema Therapy*. Guilford, p. 254.

[7] Lythcott- Haims, Julie. *«A Doctor Held Me Hostage for Thirty Years: I'm Ridding Myself of His Grasp», Julie's Pod* [en línea] (28 de noviembre de 2021). Disponible en <https://jlythcotthaims.bulletin.com/328375265376011>.

[8] Cacioppo, Cacioppo y Gollan. «The Negativity Bias», p. 309.

Capítulo 8: Decidir cuándo escuchar (y cómo no hacerlo)

[1] Eysenck, Michael W. *et al.* (1991). «Bias in Interpretation of Ambiguous Sentences Related to Threat in Anxiety», en *Journal of Abnormal Psychology*, vol. 100, núm. 2, p. 144.

[2] Beck, Aaron T. (1967). *Depression: Clinical, Experimental, and Theoretical Aspects*. Harper Row.

[3] Kahneman, Daniel (2011). *Thinking, Fast and Slow*. Macmillan.

[4] Siegel Daniel J. y Payne Bryson, Tina (2011). *The Whole-Brain Child: 12 Revolutionary Strategies to Nurture Your Child's Developing Mind*. Random House Digital.

Capítulo 9: Miedo, inseguridad, vergüenza y la seductora zona de confort

[1] Hayes, Steven C., Strosahl, Kirk D. y Wilson, Kelly G. (2011). *Acceptance and Commitment Therapy: The Process and Practice of Mindful Change*. Guilford.

[2] Milkman, Katy (2021). *How to Change: The Science of Getting from Where You Are to Where You Want to Be*. Penguin Random House.

[3] Kahneman, Daniel (2011). *Thinking, Fast and Slow*. Macmillan.

[4] Milkman, *How to Change, op. cit*

[5] Baumeister, Roy F. (2023). «Ego Depletion and Self-Regulation Failure: A Resource Model of Self-Control», en *Alcoholism: Clinical and Experimental Research*, vol. 27, núm. 2, pp. 281-284.

[6] Eyal, Nir (2019). *Indistractable: How to Control Your Attention and Choose Your Life*. BenBella Books.

[7] Carter, Evan C., Kofler, Lilly M., Forster, Daniel E. y McCullough, Michael E. (2015). «A Series of Meta-Analytic Tests of the Depletion Effect: Self-Control Does Not Seem to Rely on a Limited Resource», en *Journal of Experimental Psychology: General*, vol. 144, núm. 4, p. 796.

[8] Job, Veronika, Dweck, Carol S. y Walton, Gregory M. (2010). «Ego Depletion—Is It All in Your Head? Implicit Theories About Willpower Affect Self-Regulation», en *Psychological Science* vol. 21, núm. 11, pp. 1686-1693.

[9] *Friends*, temporada 3, episodio 2, «The One Where No One's Ready». Dirigido por Gail Mancuso y transmitido el 26 de septiembre de 1996 por NBC.

[10] Waldinger, Robert *What Makes a Good Life? Lessons from the Longest Study of Happiness*. Video TEDxBeaconStreet (noviembre 2015), Brookline, Massachusetts. Disponible en <https://www.ted.com/talks/robert_waldinger_what_makes_a_good_life_lessons_from_the_longest_study_on_happiness>.

[11] Luoma, Jason B. *et al.* (2012). «Slow and Steady Wins the Race: A Randomized Clinical Trial of Acceptance and Commitment Therapy Targeting Shame in Substance Use Disorders», en *Journal of Consulting and Clinical Psychology*, vol. 80, núm. 1, p. 43.

[12] Schmader Toni y Lickel, Brian (2006). «The Approach and Avoidance Function of Guilt and Shame Emotions: Comparing Reactions

to Self-Caused and Other-Caused Wrongdoing», en *Motivation and Emotion*, vol. 30, núm. 1, pp. 42-55.

[13] Brown, Brené (2018). *Dare to Lead: Brave Work. Tough Conversations. Whole Hearts*. Random House.

[14] Scarlet, Janina. *Unseen, Unheard, and Undervalued: Managing Loneliness, Loss of Connection and Not Fitting In*. Robinson.

[15] Brown, Brené (2012). *The Power of Vulnerability: Teachings on Authenticity, Connection, and Courage* [audiolibro leído por la autora]. Sounds True.

Capítulo 11: Sentirse cómodo con la incomodidad

[1] Kübler-Ross Elisabeth y Kessler, David (2021). *Life Lessons: Two Experts on Death and Dying Teach Us About the Mysteries of Life and Living*. Simon and Schuster.

[2] Masedo, Ana I. y Esteve, M. Rosa (2007). «Effects of Suppression, Acceptance and Spontaneous Coping on Pain Tolerance, Pain Intensity and Distress», en *Behaviour Research and Therapy*, vol. 45, núm. 2, pp. 199-209.

[3] Westin, Vendela, Östergren, Richard y Andersson, Gerhard (2008). «The Effects of Acceptance Versus Thought Suppression for Dealing with the Intrusiveness of Tinnitus», en *International Journal of Audiology*, vol. 47, núm. S2, pp. S112-S118.

[4] McCracken, Lance M. (1998). «Learning to Live with the Pain: Acceptance of Pain Predicts Adjustment in Persons with Chronic Pain», en *Pain*, vol. 74, núm. 1, pp. 21-27.

[5] Levitt, Jill T. *et al.* (2004). «The Effects of Acceptance Versus Suppression of Emotion on Subjective and Psychophysiological Response to Carbon Dioxide Challenge in Patients with Panic Disorder», en *Behavior Therapy*, vol. 35, núm. 4, pp. 747-766.

Capítulo 12: Unidos es posible. Conectar con la comunidad y cambiar el mundo

[1] National Center for Education Statistics (2006). «High School and Beyond, 1980: A Longitudinal Survey of Students in the United States». Interuniversity Consortium for Political and Social Research.

[2] McGonigal, Kelly (2019). *The Joy of Movement: How Exercise Helps Us Find Happiness, Hope, Connection, and Courage*. Penguin.

[3] Lahey, Jessica (2021). *The Addiction Inoculation: Raising Healthy Kids in a Culture of Dependence*. Harper.

[4] Van Bavel, Jay J. y Packer, Dominic J. (2021). *The Power of Us: Harnessing Our Shared Identities to Improve Performance, Increase Cooperation, and Promote Social Harmony*. Little, Brown Spark.

[5] Xia, Ning y Li, Huige (2018). «Loneliness, Social Isolation, and Cardiovascular Health», en *Antioxidants & Redox Signaling*, vol. 28, núm. 9, pp. 837-851.

[6] Rodsky, Eve (2019). *Find Your Unicorn Space: Reclaim Your Creative Life in a Too-Busy World*. Penguin.

[7] O'Brien, Ed y Kassirer, Samantha (2019). «People Are Slow to Adapt to the Warm Glow of Giving», en *Psychological Science*, vol. 30, núm. 2, pp. 193-204.

[8] Sóuter, Ericka (2021). *How to Have a Kid and a Life: A Survival Guide*. Sounds True.

[9] Davis, Geena. *Institute on Gender in Media* [página web]. Disponible en <https://seejane.org>.

[10] Edwards, Callie Womble (2019). «Overcoming Imposter Syndrome and Stereotype Threat: Reconceptualizing the Definition of a Scholar», en *Taboo: The Journal of Culture and Education*, vol. 18, núm. 1, p. 3.

[11] Spencer, Steven J., Logel, Christine y Davies, Paul G. (2016). «Stereotype Threat», en *Annual Review of Psychology*, vol. 67, núm. 1, pp. 415-437.

[12] Johns, Michael, Schmader, Toni y Martens, Andy (2005). «Knowing Is Half the Battle: Teaching Stereotype Threat as a Means of Improving Women's Math Performance», en *Psychological Science*, vol. 16, núm. 3, pp. 175-179.

[13] Chance, Zoe (2022). *Influence Is Your Superpower: The Science of Willing Hearts, Sparking Change, and Making Good Things Happen*. Random House.

[14] Cohen, Shir *et al.* (2012). «Eye of the Beholder: The Individual and Dyadic Contributions of Empathic Accuracy and Perceived Empathic Effort to Relationship Satisfaction», en *Journal of Family Psychology*, vol. 26, núm. 2, p. 236.

[15] Schroeder, Juliana, Kardas, Michael y Epley, Nicholas (2017). «The Humanizing Voice: Speech Reveals, and Text Conceals, a More Thoughtful Mind in the Midst of Disagreement», en *Psychological Science*, vol. 28, núm. 12, pp. 1745-1762.

[16] Brehm, Jack (1966). *A Theory of Psychological Reactance*. Academic Press.

[17] Chance, Zoe (2013). «How to Make a Behavior Addictive». Video TEDxMillRiver. Disponible en <https://www.youtube.com/watch?v=AHfiKav9fcQ>.

[18] Grant, Adam (2021). *Think Again: The Power of Knowing What You Don't Know*. Penguin Random House.

Capítulo 13: Autocompasión

[1] Neff, Kristin (2021). *Fierce Self- Compassion: How Women Can Harness Kindness to Speak Up, Claim Their Power, and Thrive*. Penguin UK.

[2] Gilbert, Paul (2010). *Compassion Focused Therapy: Distinctive Features*. Routledge.

[3] Warren, Ricks, Smeets, Elke y Neff, Kristin (2016). «Self-Criticism and Self-Compassion: Risk and Resilience: Being Compassionate to

Oneself Is Associated with Emotional Resilience and Psychological Well-Being», en *Current Psychiatry*, vol. 15, núm. 12, pp. 18-28.

[4] Powers, Theodore A., Koestner, Richard y Zuroff, David C. (2007). «Self-Criticism, Goal Motivation, and Goal Progress», en *Journal of Social and Clinical Psychology*, vol. 26, núm. 7, pp. 826-840.

[5] Gilbert. *Compassion Focused Therapy*.

[6] Neff. *Fierce Self- Dompassion*.

[7] Neff, Kristin D. y Vonk, Roos (2009). «Self-Compassion Versus Global Self-Esteem: Two Different Ways of Relating to Oneself», en *Jornal of Personality*, vol. 77, núm. 1, pp. 23-50.

[8] Raes, Filip (2010). «Rumination and Worry as Mediators of the Relationship Between Self-Compassion and Depression and Anxiety», en *Personality and Individual Differences*, vol. 48, núm. 6, pp. 757-761.

[9] Neff, Kristin D., Rude, Stephanie S. y. Kirkpatrick, Kristin L. (2007). «An Examination of Self-Compassion in Relation to Positive Psychological Functioning and Personality Traits», en *Journal of Research in Personality*, vol. 41, núm. 4, pp. 908-916.

[10] Neff, Kristin D., Kirkpatrick, Kristin L. y Rude, Stephanie S. (2007). «Self-Compassion and Its Link to Adaptive Psychological Functioning», en *Journal of Research in Personality*, vol. 41, núm. 1, pp. 139-154.

[11] Neff, Kristin D. (2003). «Self-Compassion: An Alternative Conceptualization of a Healthy Attitude Toward Oneself», en *Self and Identity*, vol. 2, núm. 2, pp. 85-102.

[12] Neff, Kristin D. (2008). «Self-Compassion: Moving Beyond the Pitfalls of a Separate Self-Concept», en *Transcending Self-Interest: Psychological Explorations of the Quiet Ego*. Editado por Bauer, Jack J. y Wayment, Heidi A. Washington D. C.: APA Books.

[13] Neff, Kristin D. (2011). «Self-Compassion, Self-Esteem, and Well-Being», en *Social and Personality Psychology Compass*, vol. 5, núm. 1, pp. 1-12.

[14] Adaptado de Kemp, Jennifer (2021). *The ACT Workbook for Perfectionism: Build Your Best (Imperfect) Life Using Powerful Acceptance and Commitment Therapy and Self-Compassion Skills.* New Harbinger Publications.

[15] Adaptado de Neff, Kristin. «Exercise 3: Exploring Self- Compassion Through Writing», Self-Compassion. Disponible en <https://self-compassion.org/exercise-3-exploring-self-compassion-writing/>.

[16] Pennebaker, James W. (1997). «Writing About Emotional Experiences as a Therapeutic Process», en *Psychological Science*, vol. 8, núm. 3, pp. 162-166.

[17] Thomas, Michaela (2021). *The Lasting Connection: Developing Love and Compassion for Yourself and Your Partner*. Robinson.

[18] Costandi, Moheb (2016). *Neuroplasticity*. MIT Press.

[19] Clear, James (2018). *Atomic Habits: An Easy & Proven Way to Build Good Habits & Break Bad Ones*. Penguin Random House.

[20] Luoma, Jason B. y Platt, Melissa G. (2015). «Shame, Self-Criticism, Self-Stigma, and Compassion in Acceptance and Commitment Therapy», en *Current Opinion in in Psychology*, núm. 2. pp. 97-101.

[21] Vowles, Kevin E. *et al.* (2014). «Acceptance and Commitment Therapy for Chronic Pain: Evidence of Mediation and Clinically Significant Change Following an Abbreviated Interdisciplinary Program of Rehabilitation», en *Journal of Pain*, vol. 15, núm. 1, pp. 101-113.

Capítulo 14: No te detengas

[1] Kübler-Ross, Elisabeth y Kessler, David (2012) *Life Lessons: Two Experts on Death and Dying Teach Us About the Mysteries of Life and Living*. Simon and Schuster.